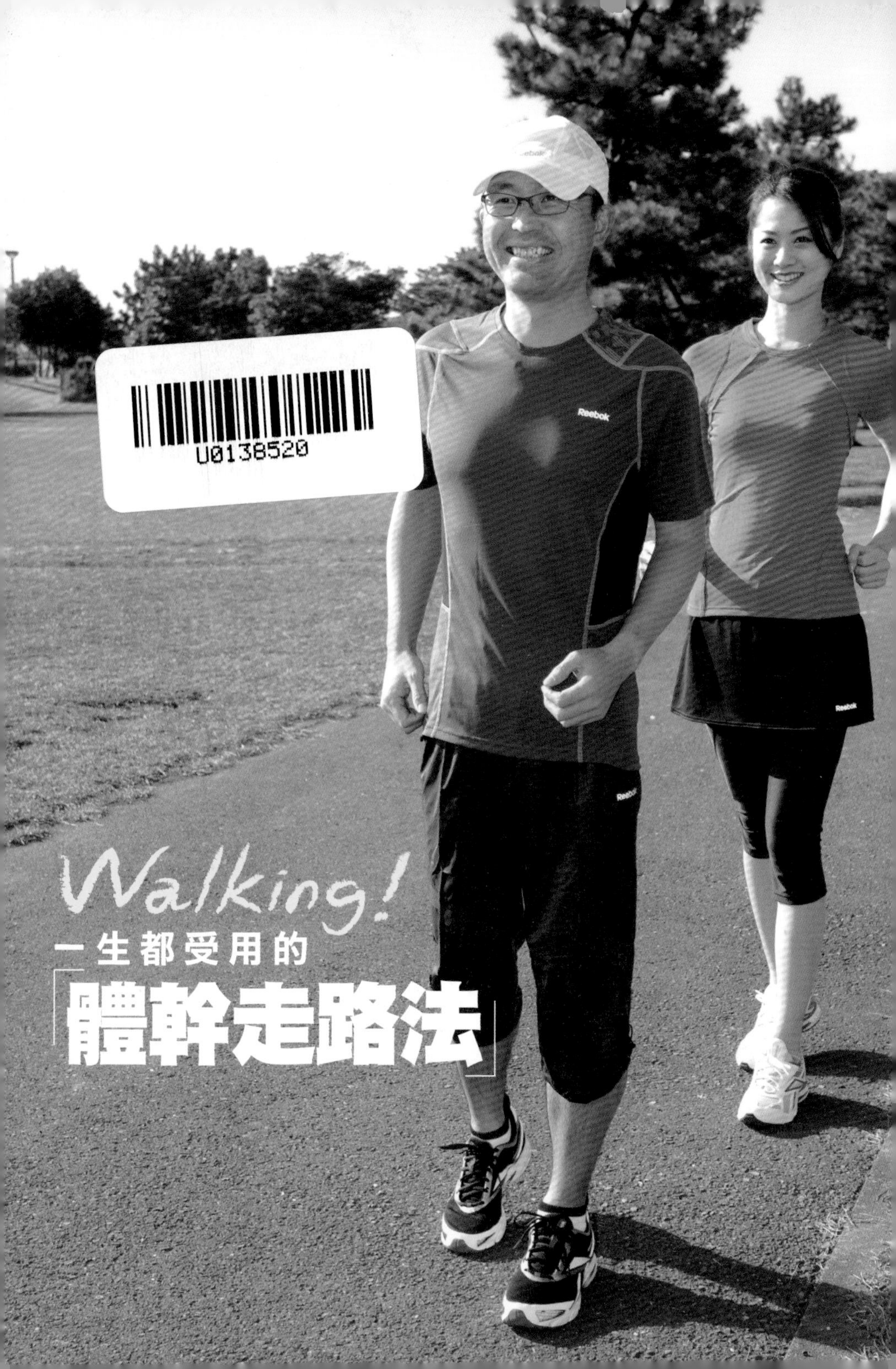

Walking!

一生都受用的

「體幹走路法」

前言

走路樂趣多
掀起流行的國民運動

自從西元２００７年之後，馬拉松比賽開始在全球掀起了一波前所未有的跑步熱潮，不知有多少人被激起了「我也想跑跑看！」的熱情而加入了跑步的行列。連帶擔任跑步教練近二十年的我，也獲得了更多受邀上雜誌或出席活動指導的機會。

不過呢，最近人氣比跑步更高的其實是走路運動。走路的門檻畢竟要比跑步來得低，入門也很容易，尤其更適合上了年紀與原本不愛運動的人。

事實上，跑步與走路這兩種運動，對身體的負擔確實有明顯的差異。首先是對身體的衝擊力，跑步時身體在著地的瞬間大約要承受體重三到四倍的衝擊，而走路所承受的衝擊則大約等同於體重而已。對心肺能力的要求來說，走路的進入門坎也遠低於跑步，而且比較不受時、地的限制，無怪乎走路能成為大家都喜歡的國民運動了。

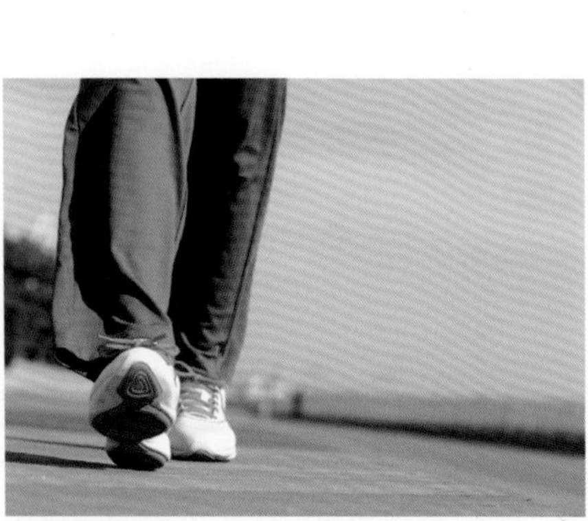

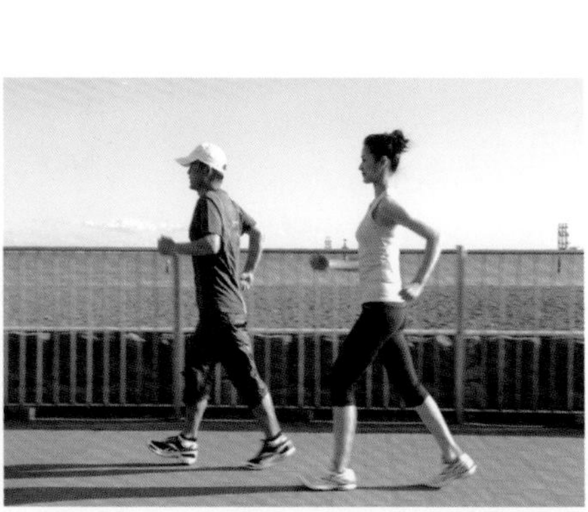

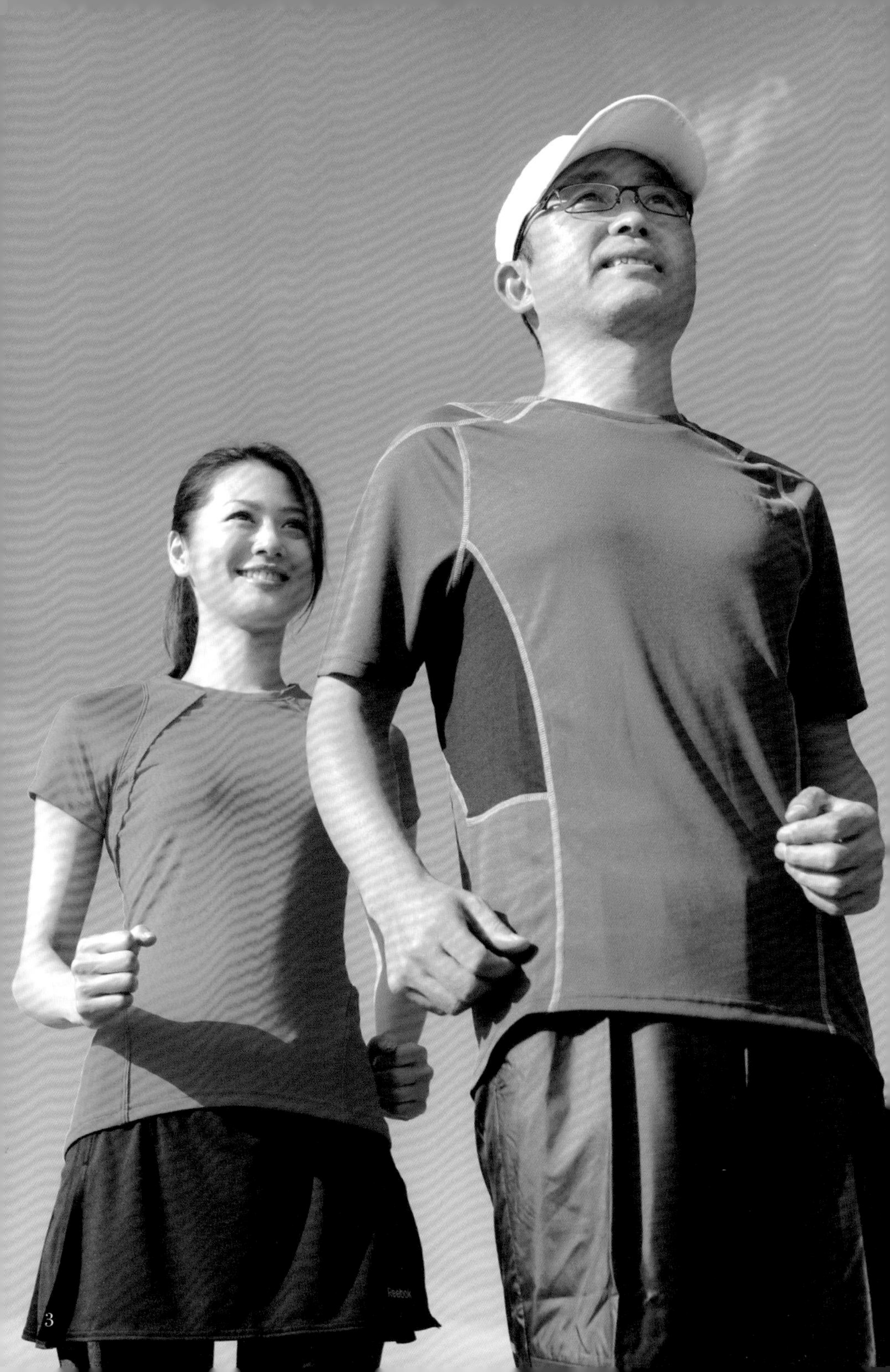
Reebok

走路帶來超乎想像的益處

「代謝症候群」一詞近年來相當受到關注。代謝症候群合併了內臟脂肪型肥胖、高血糖、高血壓、高血脂等高危險因子，容易導致心血管與內分泌等疾病。對於代謝症候群的預防與控制，走路即為一種備受推崇的運動療法。

走路屬於有氧運動的一種，對身體負擔不大且容易養成，是最適合維持健康的運動，其效果包括：

①提升心肺功能
②雕塑身材
③提升肌力及基礎代謝率
④舒緩肩膀痠痛與畏寒體質
⑤改善骨質、預防骨質疏鬆
⑥增加活力
⑦消除壓力

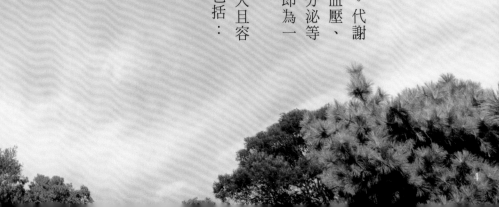

⑧培養積極的態度

⑨增強免疫力、預防疾病

⑩促進均衡飲食

⑪改善睡眠品質

為何只是走走路就可以達到健康、美容、心理紓壓這麼多的好處呢？因為走路是全身性的有氧運動，腿、手臂與全身肌肉都會參與，能夠鍛鍊身體協調性並雕塑身材。又因為肌肉量的增加會提升基礎代謝率，讓身體轉變為不易肥胖的體質，因此是減肥的最佳方式。

而走路的過程讓骨頭承受壓力，能刺激骨質密度增加，預防骨質疏鬆。此外由於心、肺、血管的運作，促進血液循環活絡腦部，還能讓思考更靈活。

以我自己為例，在工作上需要想新企劃案的時候，與其動也不動的坐在電腦前，我會選擇走出戶外一邊散步一邊思考。走路的同時會讓思緒更清晰，好點子也會隨之浮現。

正確姿勢讓走路的效果倍增

雖然說走路可以帶來預防疾病、維持健康、減重、消除壓力等各種功效，但是大多數人的走路方式卻都是不正確的！

我經常觀察在公園或街上走路的人，他們各有各的走路方式、習慣與偏好。有的人走得太認真而聳肩且姿勢僵硬、有的人身體左右傾斜、有的人又彎腰駝背……。這些姿勢都會大大降低走路的益處。你可能會想：「走路的方式有差別嗎？」、「不需要考慮這麼多吧？」，但其實「走路方式」的重要性可不亞於「走的距離」與「走的時間」喔，正確的方式是十分重要的。

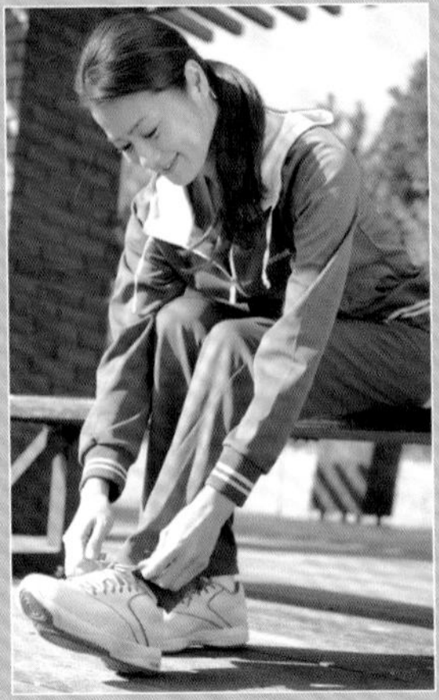

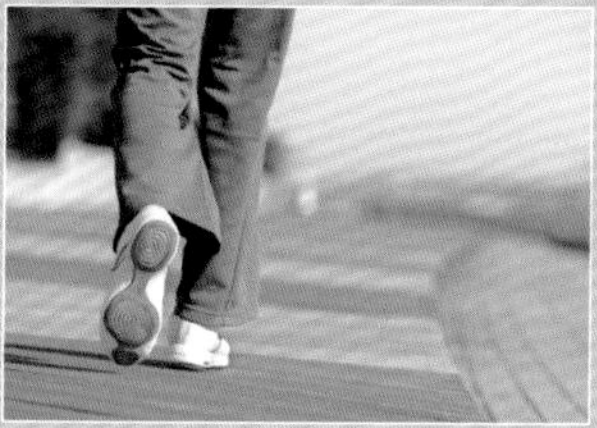

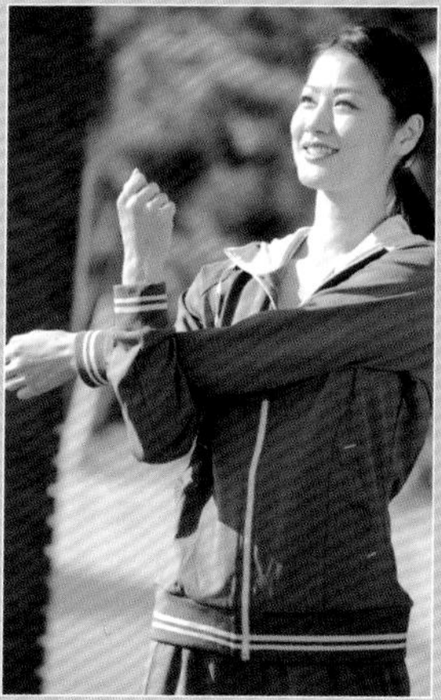

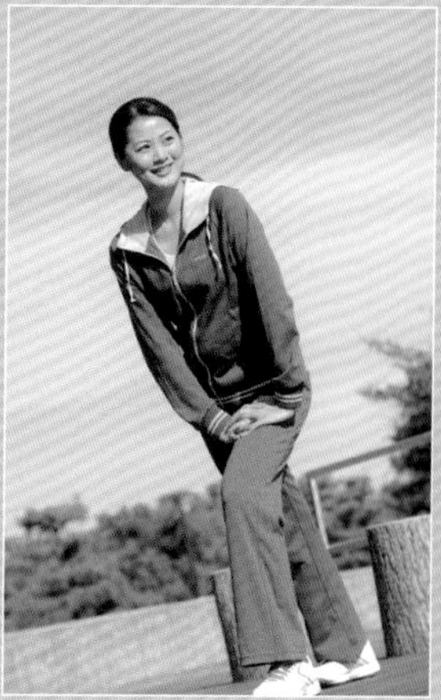

舉例來說，早期的田徑訓練中，可能只重視練習的量而非質，後來發現如果缺乏正確的訓練方式，無論多麼努力練習都無法提升跑步的能力，反而還會造成傷害。因此現在訓練田徑選手時，都要求從正確的跑步方法開始教育，以幫助選手真正的進步、成長、並且樂於跑步。

對於走路運動也是同樣的道理，前面所描述關於走路運動的各種好處，必須是使用正確的方式才能達到的。不少人在走路之後常感到膝蓋痛或是腰痛，可能就是不正確的走路方式造成的。當然這種不適感可能來自肌力不足或上了年紀的關節老化，但也正表示這個族群更加需要採用正確的走路方式，幫助他們樂在其中，同時免於受傷。

走路方式是如此重要，卻又總是被忽視。本書即是針對初學者及目前正樂於走路運動的人，介紹有效率的走路、以及正確使用身體的方法。

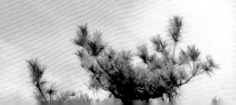

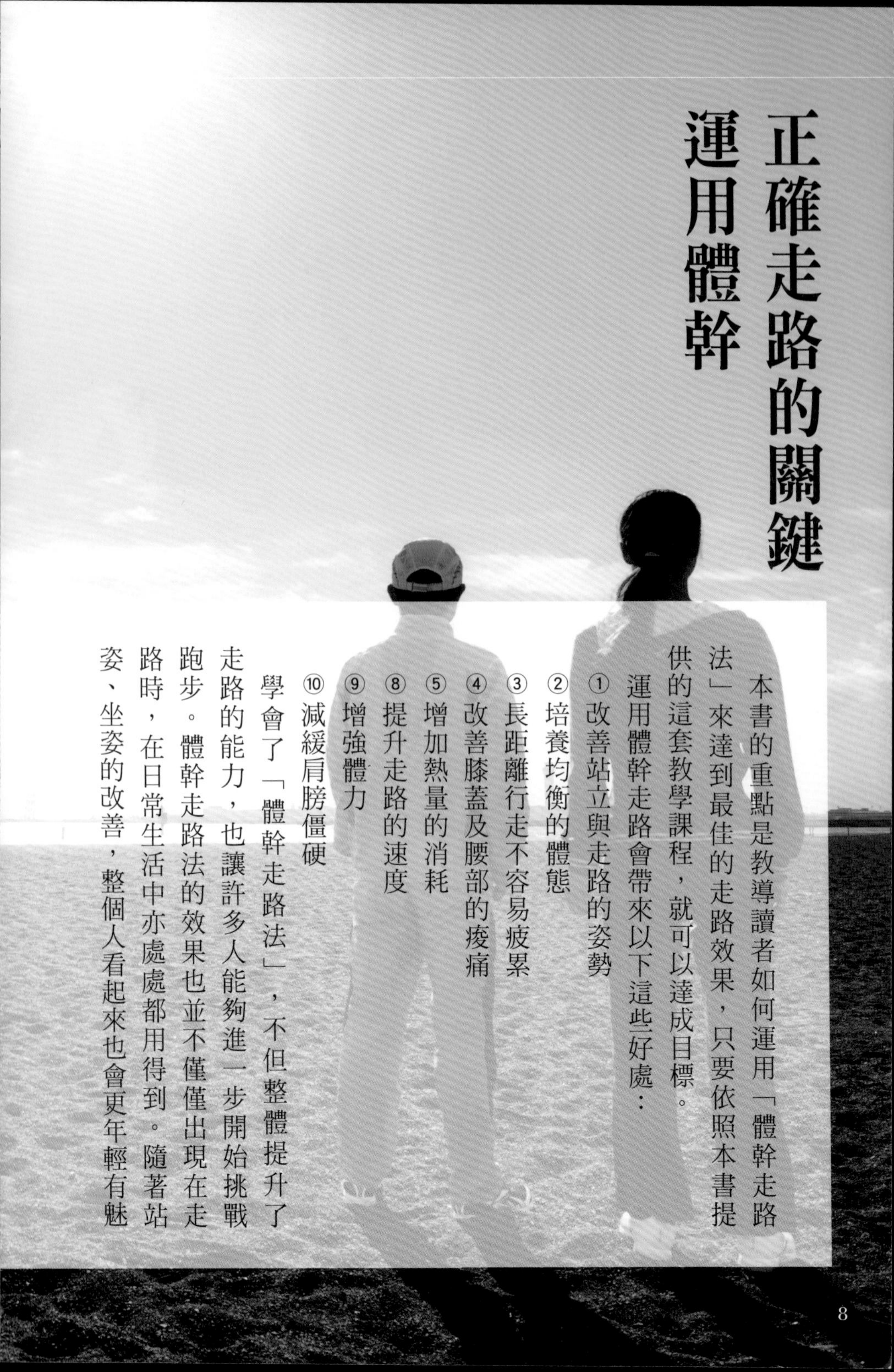

正確走路的關鍵
運用體幹

本書的重點是教導讀者如何運用「體幹走路法」來達到最佳的走路效果，只要依照本書提供的這套教學課程，就可以達成目標。

運用體幹走路會帶來以下這些好處：

①改善站立與走路的姿勢
②培養均衡的體態
③長距離行走不容易疲累
④改善膝蓋及腰部的痠痛
⑤增加熱量的消耗
⑧提升走路的速度
⑨增強體力
⑩減緩肩膀僵硬

學會了「體幹走路法」，不但整體提升了走路的能力，也讓許多人能夠進一步開始挑戰跑步。體幹走路法的效果也並不僅僅出現在走路時，在日常生活中亦處處都用得到。隨著站姿、坐姿的改善，整個人看起來也會更年輕有魅力。此外逐漸改善身體的歪斜，長久的肩頸僵硬痠痛也會隨之消失。

體幹走路法的理論，來自於我在指導跑者時所建構的思考邏輯。我想有人會質疑「跑步」和「走路」是否可相提並論？答案是肯定的！一如跑者的訓練是由「站立」、「走」、「跑」、「快速跑」、「更快速跑」這幾個階段逐步進行，體幹走路法就是從中深入研究而衍生出一般人也適用的走路方法，其道理不論是頂尖跑步選手或是一般人都一體適用。

學會體幹走路法，包括身體機能、身材外觀都會有所轉變。這美好的轉變，請務必親身實際體驗。就在拿到本書的同時，您全新的健康人生即將展開。

2010年3月

金哲彥

一生都受用的 體幹走路法

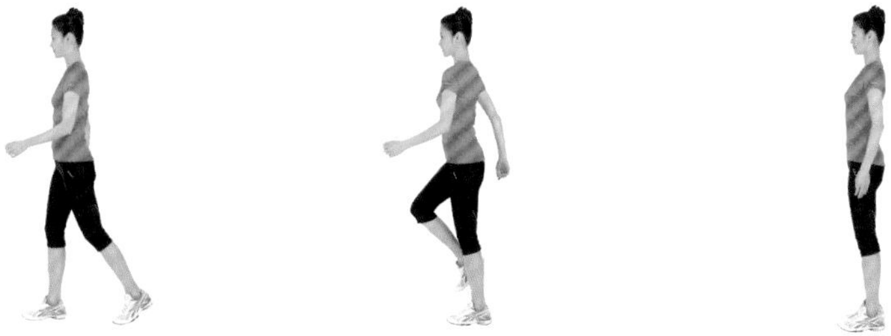

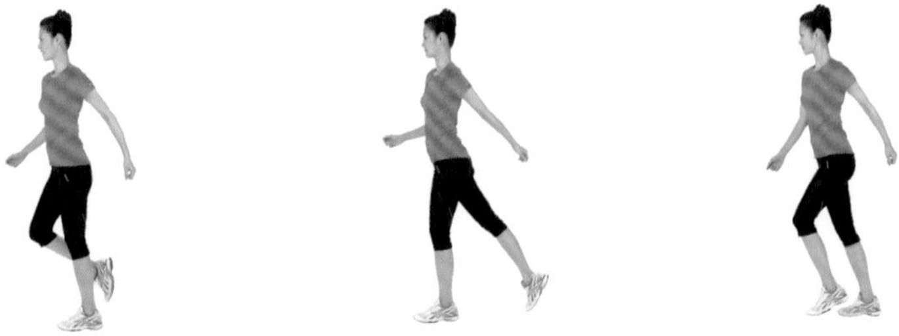

第 1 章

體幹是什麼？

人每天都在「走路」
使用體幹走路，究竟有什麼不同呢？
為何「體幹走路法」能讓步行的效益倍增呢？
接下來讓我們一一解密

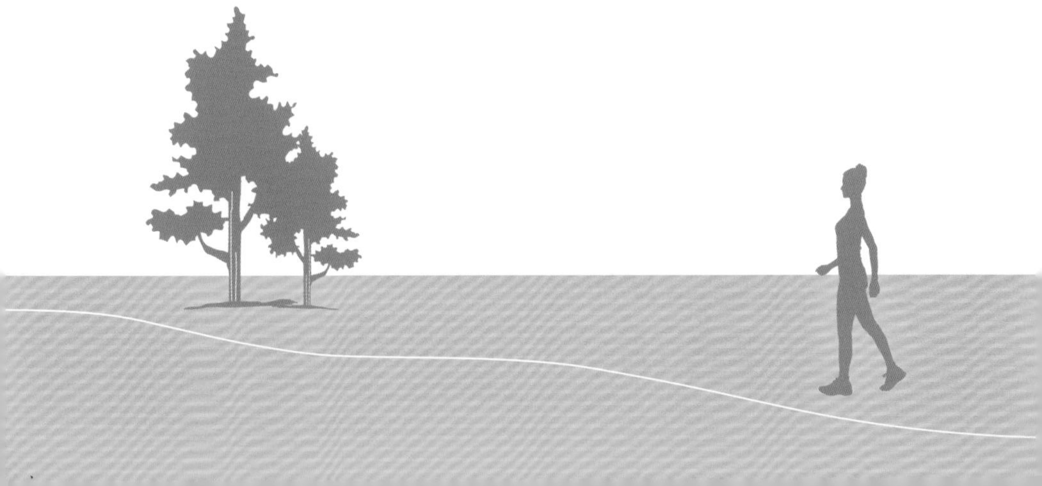

體幹是身體的軀幹部份

體幹可產生強大的力量

體幹就是身體的軀幹部份（如圖所示），也是體幹走路法的關鍵所在。若將人體想像成一棵大樹，體幹就是這棵大樹的樹幹。

體幹包括了身體最大的肌肉群，能夠產生很強的力量以提供各種動作的原動力。因此在肢體活動時，體幹部位搭配機能性的協調動作，能夠有效減輕手腳的負擔。

觀察優秀運動選手的動作可發現，他們進行跑、踢、投等動作，不僅僅手臂或腳部出力，更充分運用到體幹的力量，那就是跟一般人最大的差別之處。

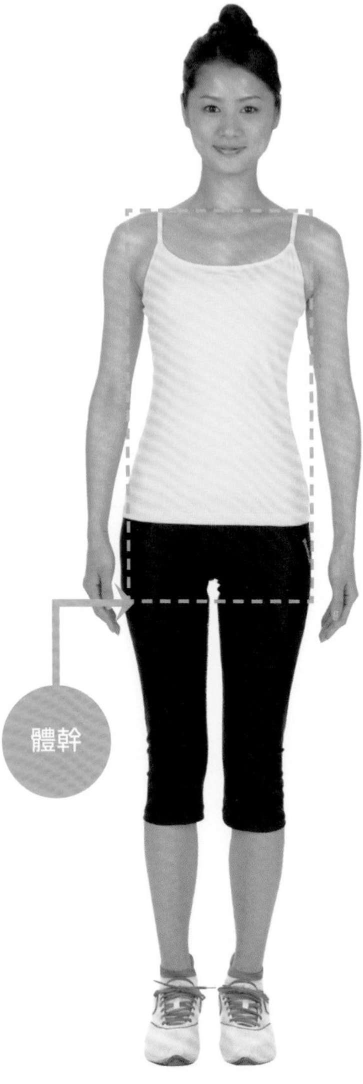

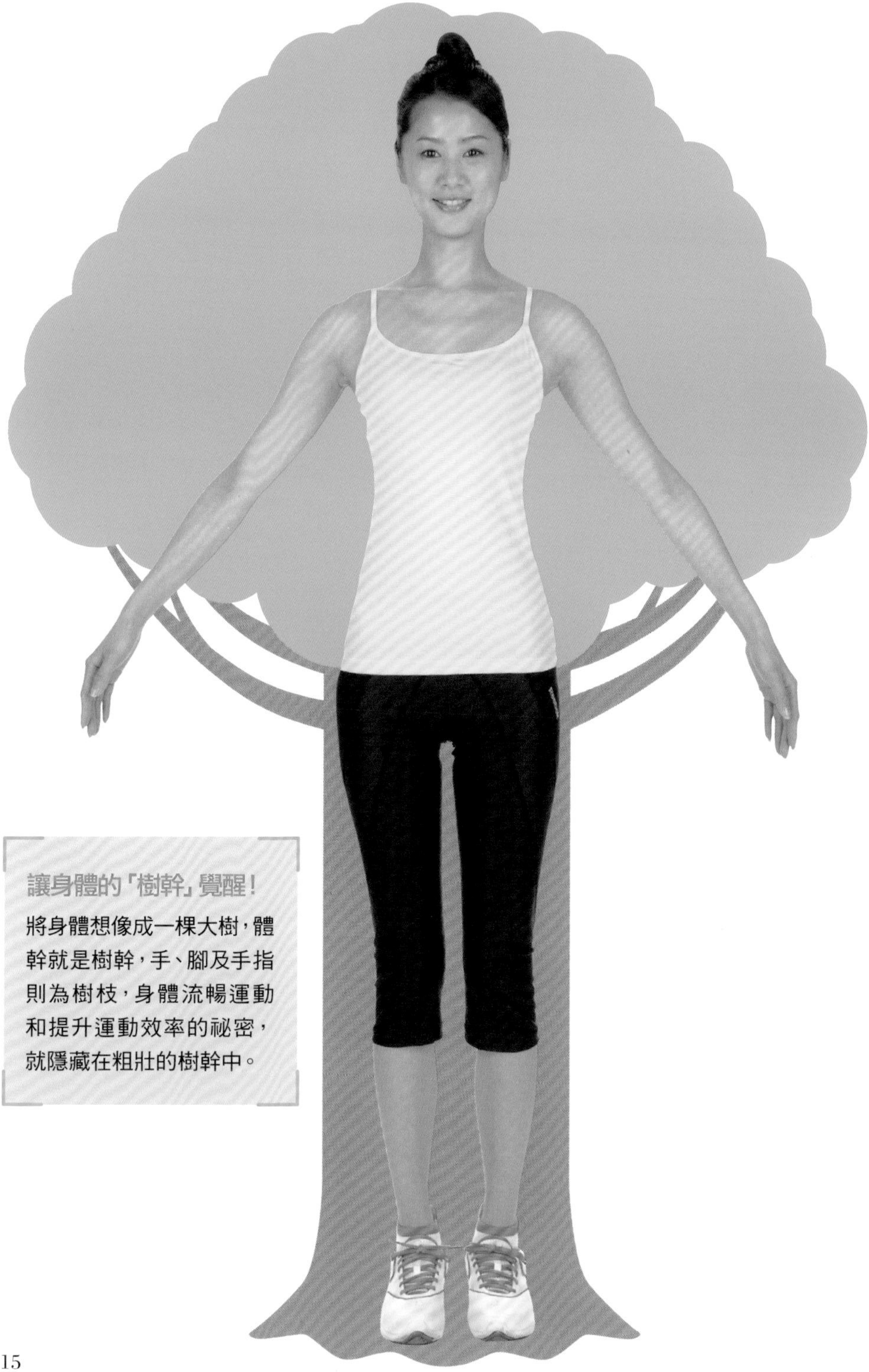

讓身體的「樹幹」覺醒！

將身體想像成一棵大樹，體幹就是樹幹，手、腳及手指則為樹枝，身體流暢運動和提升運動效率的祕密，就隱藏在粗壯的樹幹中。

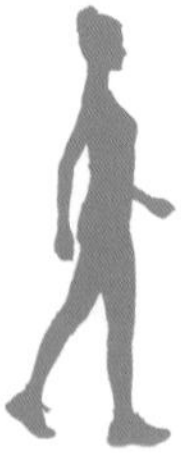

人類因直立行走，而擁有發達的體幹

挺直的體幹是人類與其他動物不同的一大特徵

人類進化到用雙足行走之後，雙手可以自由使用，也由於雙腳必須取得平衡，肌肉及骨骼也隨之產生變化。身體由脊椎為軸心，以腹、背、臀部支撐起重量，體幹的肌肉因此而變得比其他四足行走的動物要來得發達。

體幹的肌肉若能維持其機能，身體就能保持正確的直立姿勢。反之若體幹機能衰退，直立的姿勢便無法維持，許多上了年紀的人腰部會逐漸彎曲，重量會轉由腰及大腿來承擔，也使得身體越來越衰弱。

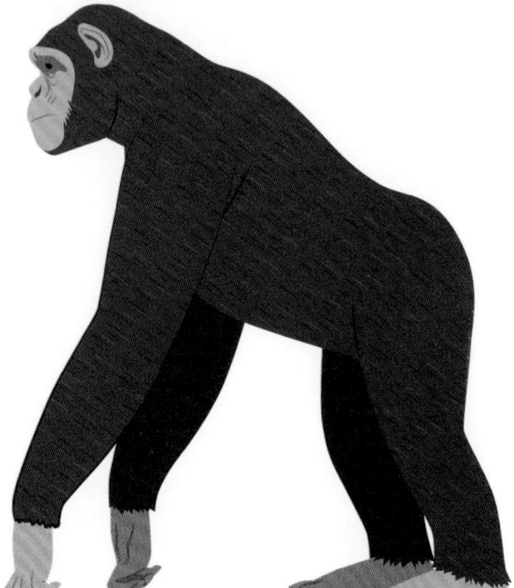

四足行走的猿猴體幹不發達

利用四足行走的動物由於不需使用體幹來保持平衡，腹肌及背肌並不發達，前進時只需用到腿部肌肉，因此腿部肌肉會較為粗壯。

骨骼也因為雙足行走而進化

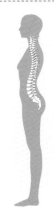

人的脊椎骨演進為直立且呈現S型彎曲而非一直線，這可以幫助身體將重量分散。人的頭部很重，因此脊椎也演化為能夠支撐沉重的頭部。

骨盤也稍微前傾以與S型的脊椎骨相連。所以人的頭部、脊椎與骨盤以此方式互相平衡，才能讓身體維持在直立狀態。

雙足行走的人類，體幹粗大、手足纖細

由於雙腳站立的關係，為取得平衡因而使得體幹的肌肉發達。背部的肌肉是對抗重力、撐起身體的重要肌肉，又可稱「抗重力肌」。

體幹衰弱，下半身也跟著衰弱

腹肌、臀部肌肉衰弱造成體幹無法完全支撐體重，使得腰部及大腿必須承受起重量，下半身因而也變得衰弱。

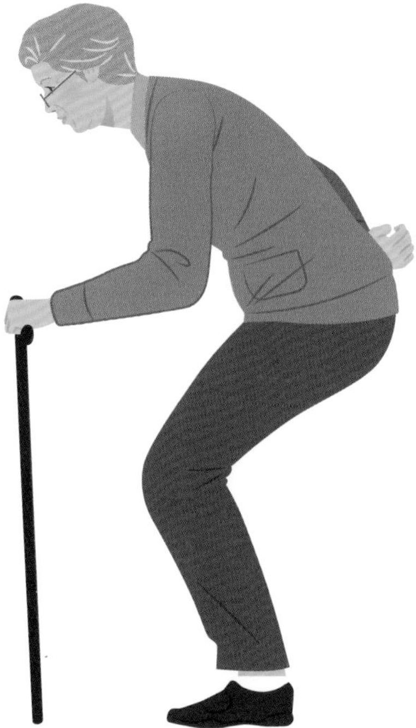

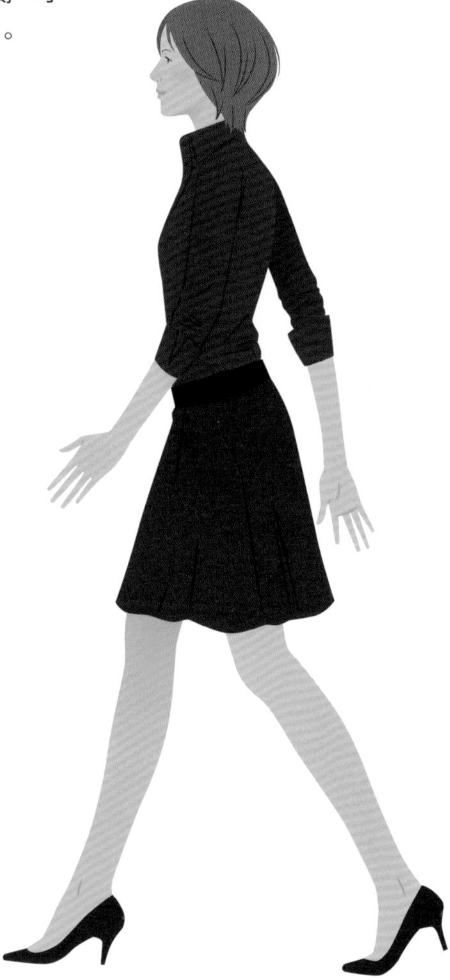

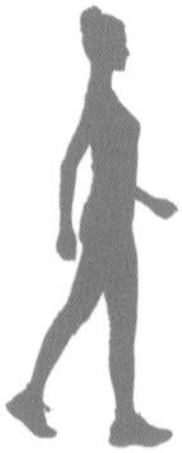

認識整個體幹的主要肌肉群

背肌、腹肌及臀肌的重要

體幹在支撐身體姿勢的同時，也是身體動作的起點，以下介紹體幹所包括的主要肌肉群。

首先，在肩胛骨周圍的斜方肌等肌群，是站立與走路姿勢的重點。背肌及腹肌是支撐身體軸心（脊椎骨）的肌肉。這兩部分的肌肉需要互相保持平衡。位於臀部的臀大肌及臀中肌是扮演承受重量的角色。要能夠保持正確的姿勢，腹肌、背肌及臀肌缺一不可。

就體幹走路法來說，抬腿及骨盤動作所用到的髂腰肌，還有推進身體向前的股二頭肌，以及承受地面反作用力的股四頭肌皆是重要肌肉。

體幹肌肉的特徵

1 身體的軸心靠體幹肌肉支撐

脊椎骨周圍的肌肉群、腹部及臀部肌肉共同發揮平衡作用，才能使身體保持正確的立姿。一旦這些部位弱化，負擔就會加於腰及脖子等處，是造成肩膀及腰部痠痛的主要原因。

2 身體主要的大肌肉聚集在體幹

背部、腹部及臀部等體幹部位是大肌肉聚集之處。在走路時使用這些肌肉支撐體重，比起僅僅使用腿部肌肉來支撐更不易疲勞。

3 體幹肌肉能夠產生較強的力量

大塊肌肉必然會產生較大的力量，對需要施展力度的運動時，效果格外顯著，如高耗能運動或肌力訓練等。

【重要的肌肉在這裡！】

背部
斜方肌及肩胛骨周圍的背部肌肉。當手臂擺動時，就會連結運用到背部的肌肉。

腹部
從腹直肌開始，腹部包含多種肌肉。這些肌肉在保持姿勢正確上是不可缺的。

臀部
臀大肌及其上方的臀中肌是支撐身體重量、保持重心穩定的要角。

腹部深層肌
位於腹部深層的髂腰肌，連結脊椎骨及骨盤的肌肉，提升大腿時動作。

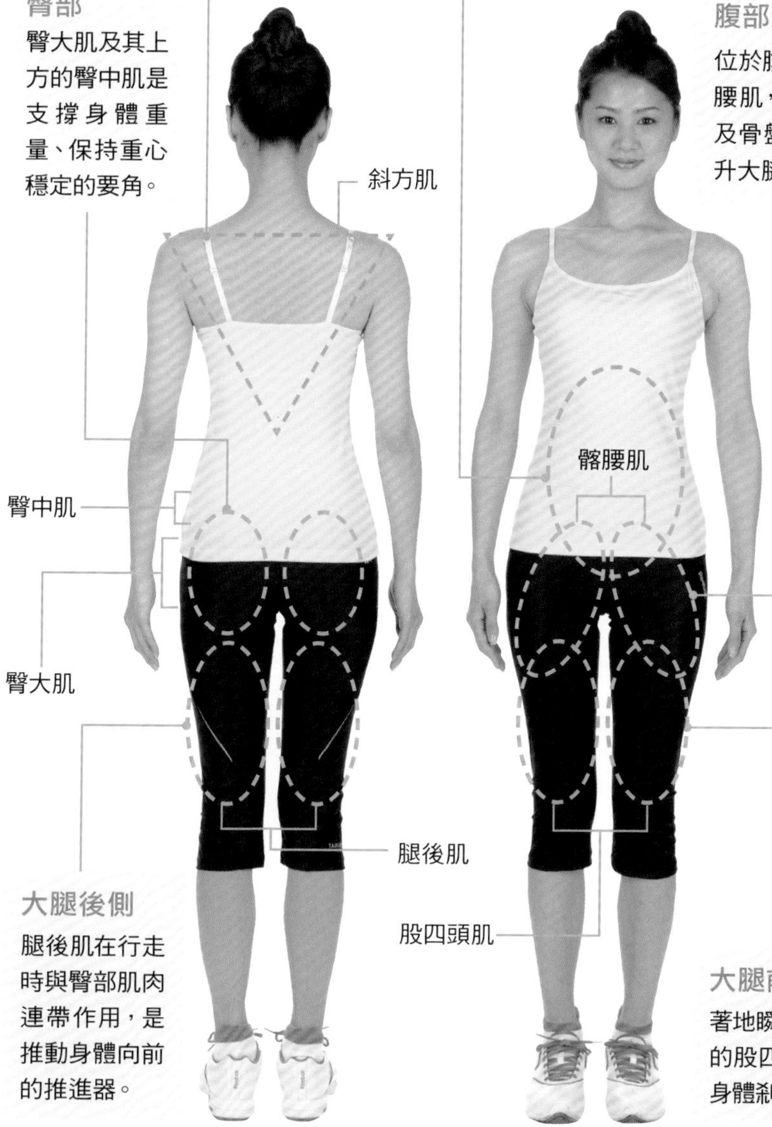

大腿後側
腿後肌在行走時與臀部肌肉連帶作用，是推動身體向前的推進器。

大腿前側
著地瞬間承受體重的股四頭肌，擔任身體剎車的角色。

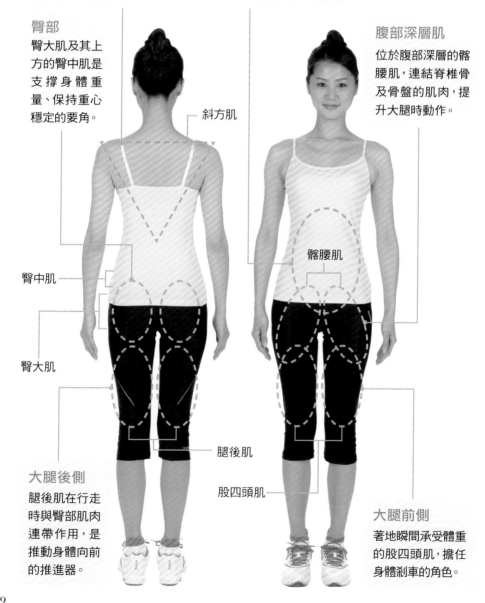

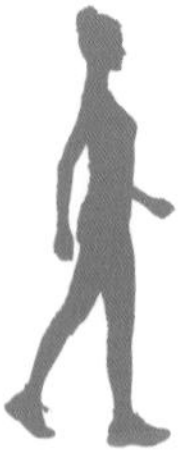

開始運用體幹走路身體革命就此展開

走路不僅心情愉快，還能達到塑身的效果！

一旦養成體幹走路的習慣，以前所無法得到的效果便會隨之而來，身體開始產生良好的變化。身材變得健美，腿變細了，走路變得輕鬆，因疲勞而帶來的痠痛與不適也減緩了。這樣子的轉變，會讓走路越來越得到快樂。再者，日常生活中發揮體幹的作用，就能維持良好的姿勢，全身也會變得年輕有活力。熟練正確的走路方法，不僅身體革命隨之而起，生活態度也會變得更為積極。

運用體幹能得到的益處

1 可改善姿勢變年輕

一旦習慣使用體幹走路，背後兩邊肩胛骨會拉近而挺胸，顯得有精神，看起來也會比較年輕。

2 可幫助燃燒熱量減重

體幹的大肌肉群能夠有效消耗熱量，善用之可幫助減肥。

3 可減少痠痛疲累發生

善用體幹走路，可減輕對膝蓋、腰部的負擔。以前常會出現的痠痛及疲累感也會消失。

4 可預防肩膀僵硬與腰部痠痛

使重量平均受到支撐，消除脖子及腰部的緊張，便可預防肩膀僵硬及腰部痠痛。而走路本身就能促進血液循環，對身體毛病都能有幫助。

常見的 3 種錯誤姿勢

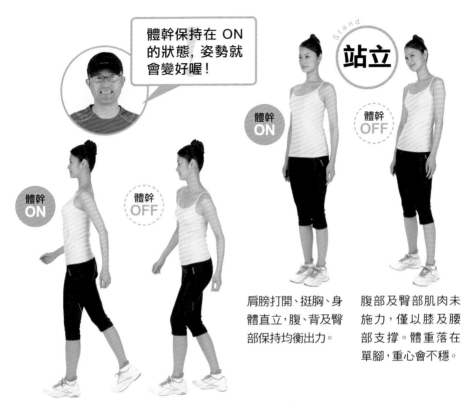

體幹保持在 ON
的狀態，姿勢就
會變好喔！

站立 Stand

ON

OFF

肩膀打開、挺胸、身體直立，腹、背及臀部保持均衡出力。

腹部及臀部肌肉未施力，僅以膝及腰部支撐。體重落在單腳，重心會不穩。

ON

OFF

背部挺直，骨盤與腿同時自然往前移動，以正常步伐行走，體態就會顯得優雅自然。

膝蓋彎著走，腳步也沒力氣，一直讓膝蓋及腰部承受壓力，長時間行走會覺得痠痛。

走路 Walk

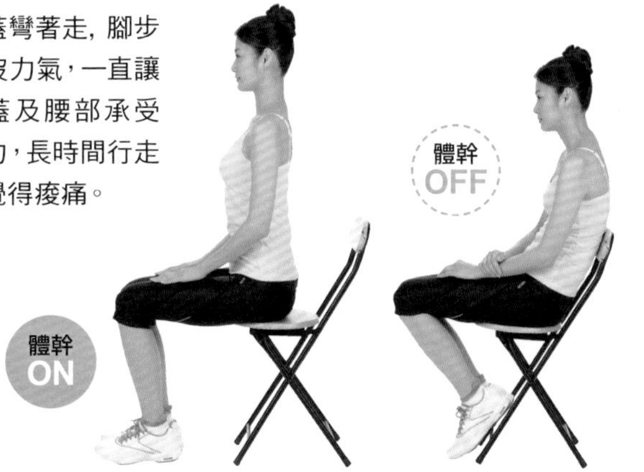

ON

OFF

坐 Sit down

骨盤立起，腹部及背部肌肉適度用力，上半身放輕鬆，保持平衡的直立姿勢。

體幹未出力而靠在椅背上，骨盤後傾、駝背且脖子往前伸出。

→ CASE STUDY

是否善用體幹，看走路的方式便知道！

走路有各式各樣的偏好習慣，
想知道自己是否善用體幹，看走路的方式最清楚。
以下介紹五種一般人常見的走路方式，檢查看看自己走路方式像其中哪一種？

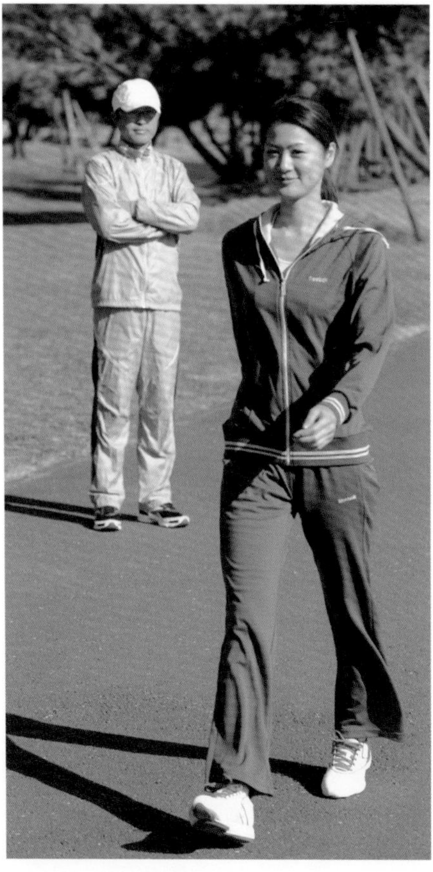

檢視一下自己的走路方式

現代人幾乎都沒有正確的運用體幹，問題出在哪呢？我們從平常的走路方式即可略知一二。接下來所舉的五種常見走路方式，雖然外觀看起來完全不同，但其共通點都一樣，就是原本應該要出力的腹肌、背肌及臀肌都被忽略了。

自己比較接近於哪種類型呢？不妨請家人或朋友幫忙看看，從走路的習慣偏好可以瞭解肌肉鬆弛與缺乏鍛鍊的部位在哪裡。

CASE 1

駝背型走路

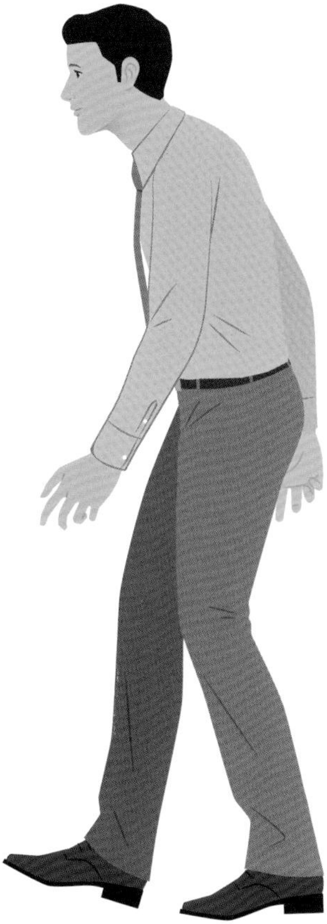

常使用電腦或身體常前傾是主要原因

走路駝背者不僅背部彎曲，連肩膀及脖子亦會向前伸。現代人經常使用電腦，大部分時間身體都容易向前傾，長久下來後背的肌肉伸長而變得僵硬。

原本脊椎用於保持身體直立的 S 型發生改變，為了支撐沉重的頭部重量，脖子及腰部便承受相當大的壓力。走路前如果沒有先針對上半身肌肉進行熱身放鬆，就容易造成腰痛等傷害。

容易引起的問題

- 腰痛
- 大腿肌肉痛
- 脖子、肩膀痠痛

肌肉是這樣利用的

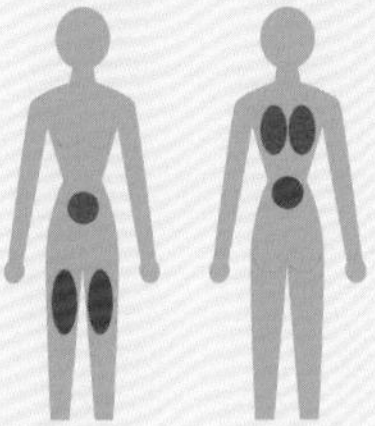

● 不夠發達的肌肉

- 腹肌
- 肩胛骨周圍的肌肉

● 負擔過重的肌肉

- 背肌(腰部)
- 大腿前側肌肉

容易有這種問題的人

- 經常坐辦公室的人
- 有慢性肩膀僵硬與腰痛問題的人
- 肩胛骨活動度不佳的人

CASE 2

反腰型走路

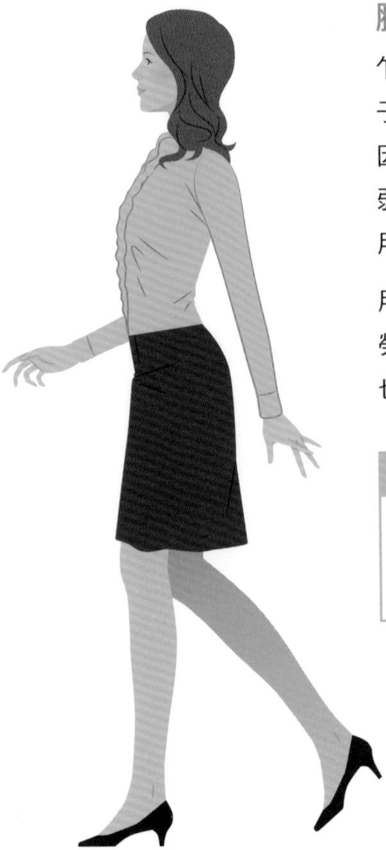

腹肌力量不足 常發生於女性

乍看之下背脊挺得很直也很有精神的樣子，但仔細觀察腰部卻是朝後方反折，這是因為腹肌及背肌不平衡所造成的。腹肌較弱的女性為了讓走路姿態優美，背肌過度用力造成腰部反折，就會變成這種樣子。

用此種方式走路時，腰部會產生沉重、疲勞感。平常除了需要多做些腰部伸展動作，也要設法強化腹肌。

容易引起的問題

- 腰痛
- 膝蓋痛

肌肉是這樣利用的

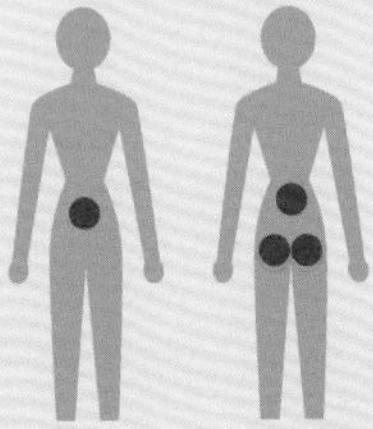

- 不夠發達的肌肉
  - 腹肌
  - 臀肌
- 負擔過重的肌肉
  - 背肌（腰部）

容易有這種問題的人

- 腹肌力量不足的人
- 過度注意走路姿勢的人
- 常穿高跟鞋的人

CASE 3

螃蟹腳型走路

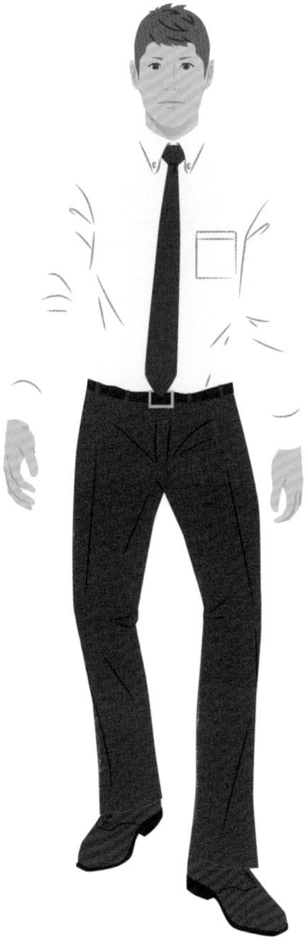

大腿肌肉太過發達也是原因

螃蟹腳型走路的人，腿會朝外彎，從髖關節或膝蓋開始彎曲的都有。發生在男性身上常見於格鬥技選手或是腿部肌肉特別粗壯的人，因為大腿外側肌肉發達強壯的關係而造成。若發生在女性身上時，大多是因骨盤鬆弛從髖關節開始外開。

由於此種走路方式通常和骨骼歪斜有關係，要矯正成正確姿勢或許很難，但是在走路的時候，要隨時注意保持腳尖直線往前踩出。

容易引起的問題

- 膝蓋痛（壓力施加於單腳時產生）
- 髖關節痛

肌肉是這樣利用的

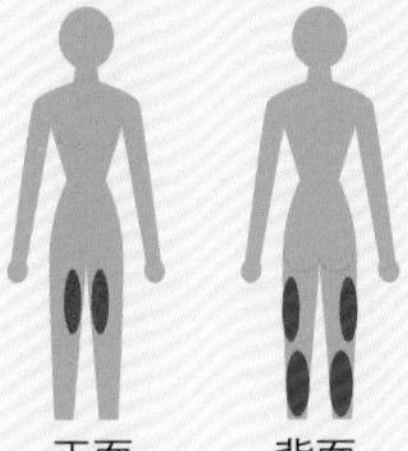

- **不夠發達的肌肉**
  - ▶大腿內側肌肉
- **負擔過重的肌肉**
  - ▶大腿外側肌肉
  - ▶腓腸肌

容易有這種問題的人

- 骨骼歪斜的人
- 大腿外側肌肉發達的人
- 格鬥、武術的老手

CASE 4

左右傾斜型走路

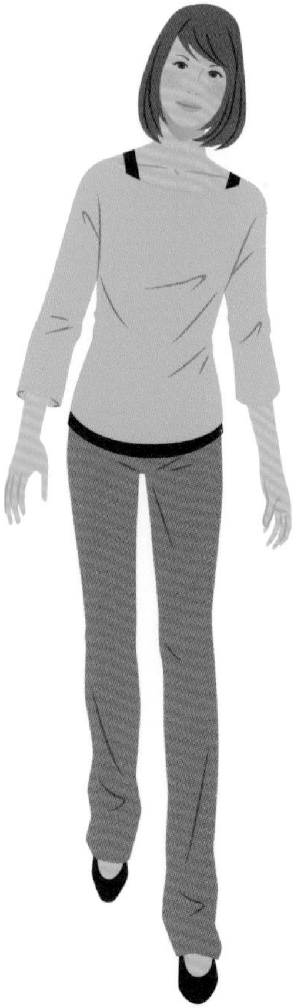

身體左右肌力不平衡 易導致身體左右傾斜

每個人都有自己擅用使用的手腳（例如左撇子、右撇子），因此不管是誰的身體都會有稍稍的左傾或右傾。肌肉的發達程度左右不平衡，會使骨盤左右傾斜，而身體為了取得平衡，全身骨骼都會因此而受到影響。例如鞋後跟單側磨損特別多的人需注意，若持續此狀態長時間走路，承受較大壓力的那一側腳，會較易產生痠痛及僵硬。

左右傾斜型的人在日常生活中應努力不讓歪斜惡化，要隨時注意不要一直使用同一側拿重物，或總是單側翹腳。

容易引起的問題

- 腳踝痛
- 膝蓋痛
- 腰痛

＊左側或右側發生

肌肉是這樣利用的

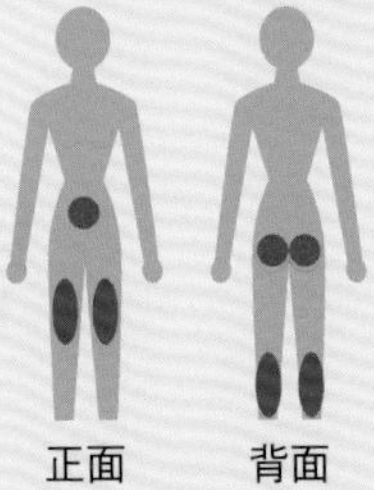

● 不夠發達的肌肉

- ▶腹肌
- ▶臀肌

＊左右不平均

● 負擔過重的肌肉

- ▶大腿肌肉
- ▶腓腸肌

＊左右不平均

容易有這種問題的人

- 骨骼歪斜的人
- 發生過骨折的人
- 習慣單側提重物的人

CASE 5

屈膝型走路

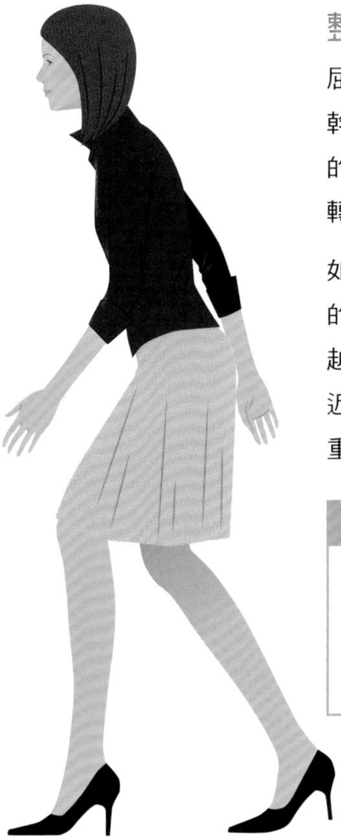

整體體幹衰退 負擔加諸大腿前側

屈膝型走路方式大多發生在上了年紀的人，體幹主要的大肌肉整體性衰退，呈現無法支撐的狀態。體幹一旦無力支撐，膝蓋彎曲且重量轉為大腿前側支撐。

如此一來大腿無法好好向上伸直，腹部深層的髂腰肌便更加衰弱，結果體幹的力量變得越來越少被使用到，陷入老化的惡性循環。最近年輕女性屈膝走路有增加的趨勢，必須要重視這個問題。

容易引起的問題

- 大腿肌肉痛
- 腰痛
- 膝蓋受傷

肌肉是這樣利用的

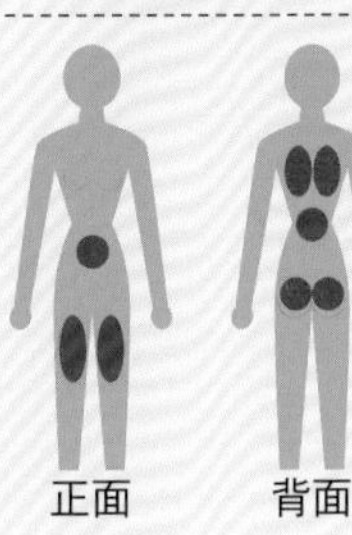

● 不夠發達的肌肉

- 腹肌
- 背肌
- 臀肌

● 負擔過重的肌肉

- 大腿前側肌肉
- 腰部肌肉

容易有這種問題的人

- 年紀大的人
- 常穿高跟鞋的人
- 運動不足的人

（ 專　　欄 ）

黃種人在骨架結構上不利於運用體幹

保持體幹部位的肌力及柔軟度！

黃種人比較容易發生骨盤位置逐漸後傾的情況，髂腰肌及臀部肌肉不容易發達，只要一疏忽就會造成體幹的弱化。若要與黑人選手相抗衡，就必須藉由訓練來提升強韌的體幹機能。

或許有人會想「我又不是運動選手…」，但即使是對一般人而言，想讓身體機能獲得發揮，保持體幹的柔軟性仍然非常重要，我們就從走路開始讓體幹覺醒吧！

優秀的田徑選手大多為黑人的原因，在於骨盤的傾斜度不同

看到在奧林匹克運動場上活躍的黑人選手，是否總覺得跟我們的體格完全不同？ 其實黃種人天生在體格上就存在極大的劣勢。

黑人選手骨架的最大特徵在於骨盤明顯的前傾，所以骨盤容易運動，拉動骨盤深層肌肉的髂腰肌也因此較為發達。意思就是說，他們天生就比較容易鍛鍊體幹機能，也因此比我們擁有更強的運動能力。

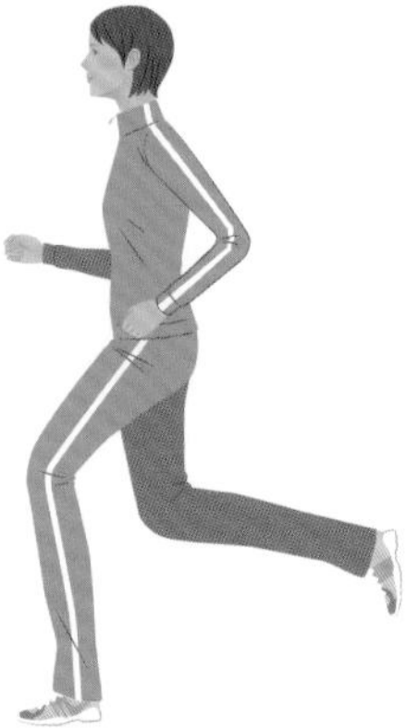

黃種人的體幹

骨盤容易後傾，腰部呈向後拉直狀態，上半身和下半身的連動性不好，造成體幹機能發揮不良。

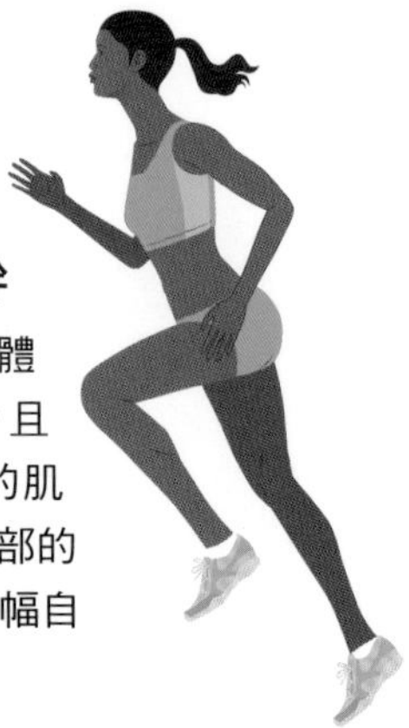

黑種人的體幹

骨盤前傾使得體幹得以被活用，且能夠涵蓋全身的肌肉。骨盤以下腿部的活動範圍大，步幅自然也較大。

第 2 章

體幹站立法

要能正確的走路，必須先學會正確的站姿

我們就來熟悉一下正確使用體幹站立的要領吧！

正確站立的 3 大重點包括「肩胛骨」、「骨盤」與「丹田」

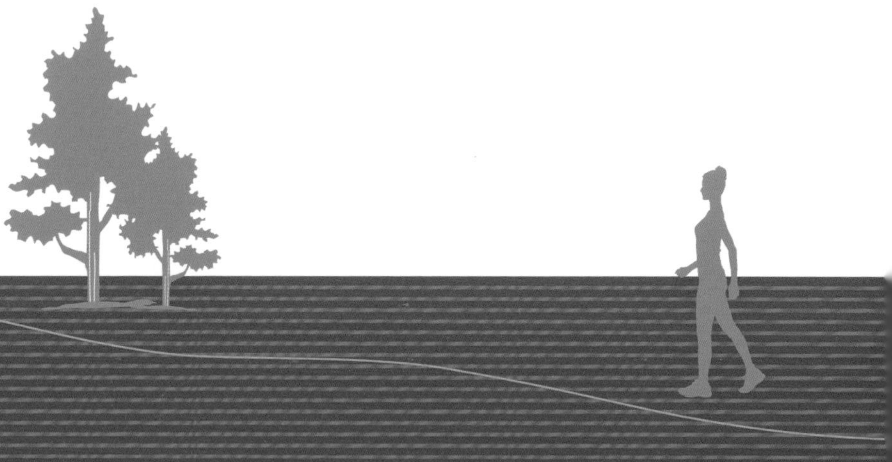

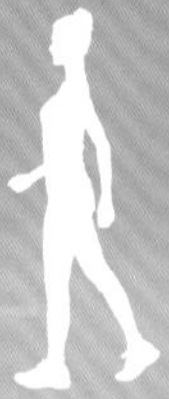

正確運用體幹站立的首要之務

要先能正確的站立，才能正確的走路！

我開過許多指導民眾跑步與走路的課程，這兩種運動一開始要學的事情都一樣，就是正確的「站立」。無法以正確姿勢站立的人，就無法運用到體幹的力量。

有人或許會想「站立是多麼簡單的事，哪還需要學！」，那麼就試試看用您認為最正確的姿勢站看看吧。雖然每個人都自認為自己的是標準站姿，但實際上有的腹部突出、有的頸部伸出或背部過挺等等，即使是這麼簡單的站立，每個人卻都各有不同。

這跟平常是否有運動習慣的關係不大，而是日常生活中的不良習慣所造成的身體歪斜使然。例如長時間使用電腦或坐辦公室所養成的不良姿勢，當長時間走路時就增加腳及腰部的負擔，可能造成痠痛及受傷的情形。

為養成正確的走路方式，進而達到增加走路的樂趣，那麼改正站立方式就是首要之務了。只要能夠正確使用體幹站立，那麼正確的走路姿勢便可自然養成。

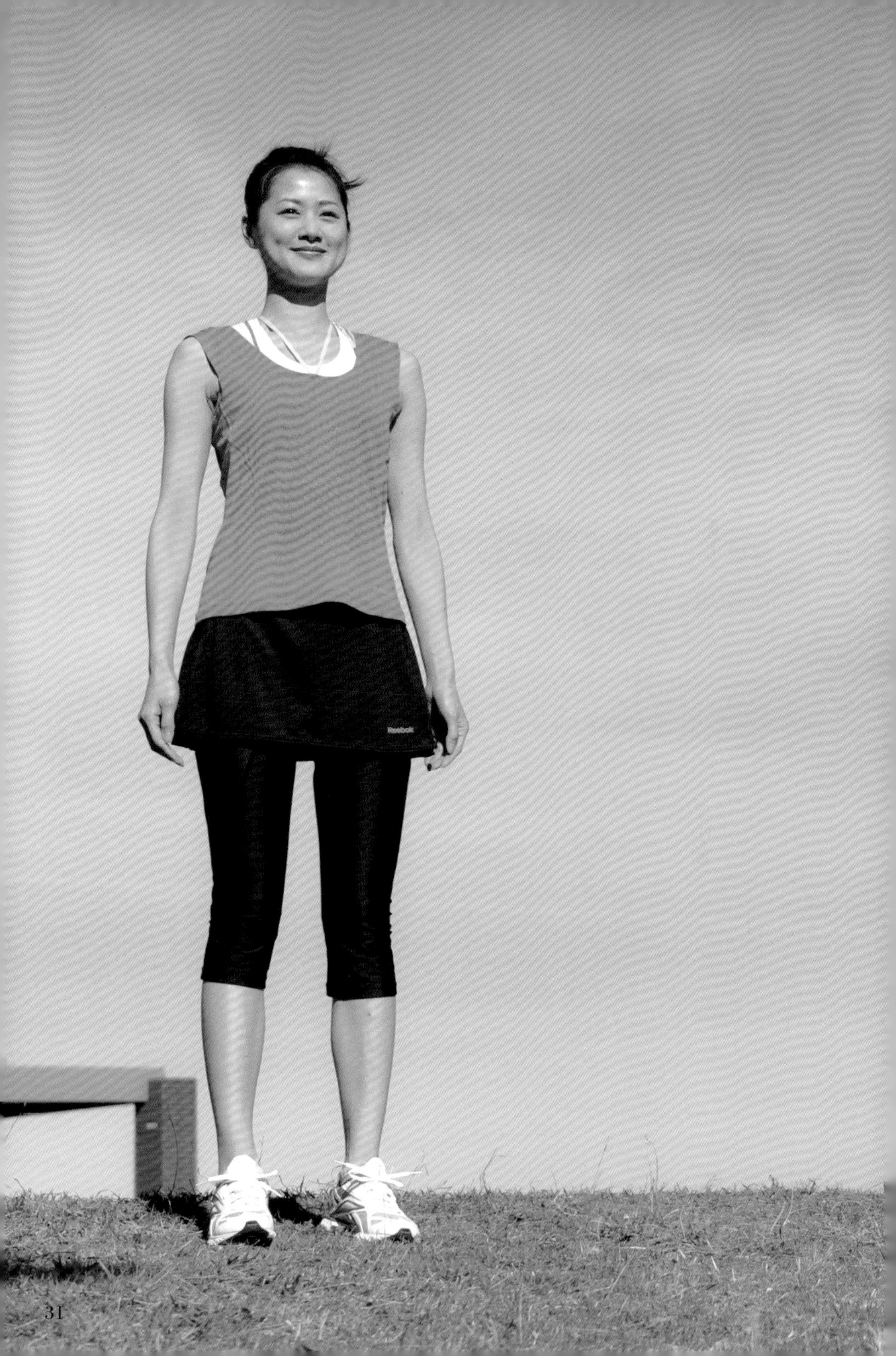
Reebok

學會正確的站姿

背部靠著牆壁站立

左頁的正面與側面照片就是正確的站立姿勢。在聽到「立正！」口令時，請速速檢驗一下您的站姿是否和照片相同呢？

現在請找一面牆，試著將頭、肩、臀部及後腳跟貼著牆，感覺是否跟平常站立的時候不同呢？事實上大多數的人立正時，頭與肩膀會向前伸、腰部會反折、背部會駝背，即使自以為已經站直了，但實際上卻非如此。

本章就讓我們來學習正確的站立方式吧。

記住使用雨傘的感覺

請拿支長柄雨傘夾在兩腋之下試試看，兩邊的肩胛骨會往中間靠攏而胸部會挺起，請記住這個姿勢的感覺。

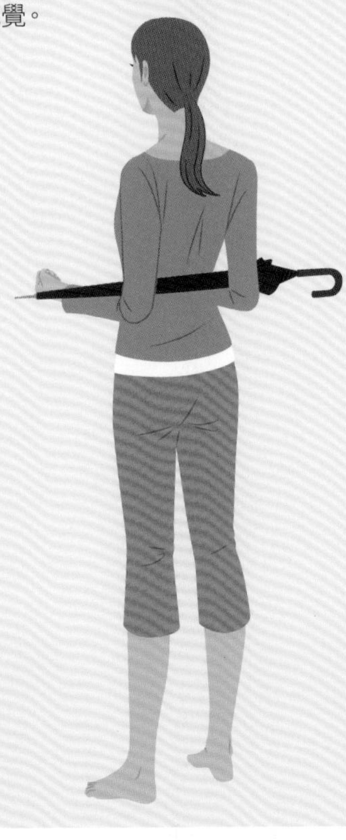

[這就是使用體幹的正確站姿]

下圖是使用體幹來撐持身體平衡的站立方式。請在鏡子前立正站好，比較一下照片的站姿與自己的站姿有何不同。

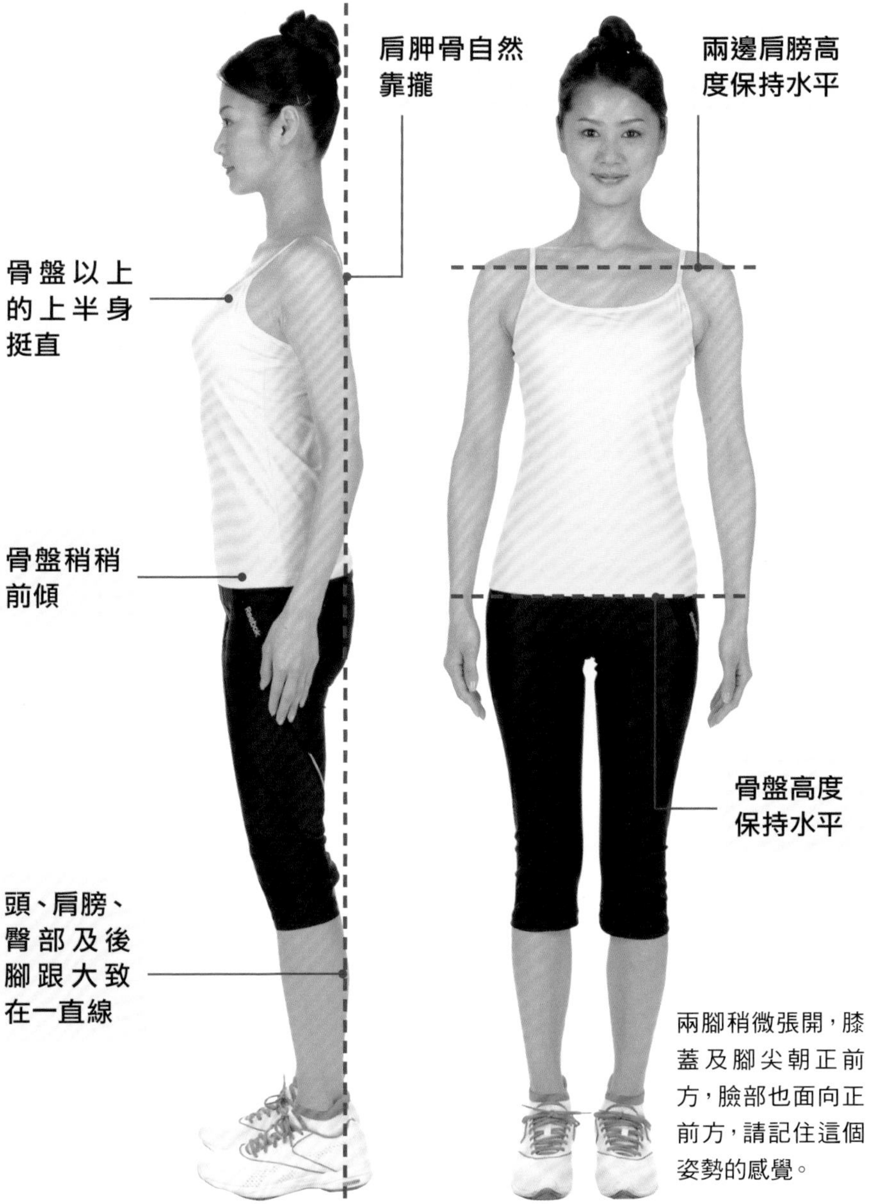

兩腳稍微張開，膝蓋及腳尖朝正前方，臉部也面向正前方，請記住這個姿勢的感覺。

STEP 1

重新調整已僵硬的背部
將肩胛骨靠攏

正確站立的第一個重點就是靠攏肩胛骨。肩胛骨本來是可以正常舒適的伸展與靠攏，但由於現代人從事的工作性質，身體前傾的時間較多，容易造成肩胛骨肌肉僵硬，活動性也變差。

肩胛骨是體幹走路的起點。因此從站姿開始，就必須牢牢記住挺胸、肩胛骨靠攏的感覺。

以肩胛骨向脊椎靠攏的姿勢站立

將肩膀自然打開，肩胛骨向背部中間靠攏。這個姿勢會自然挺胸，且背部打直。請記住這個感覺。

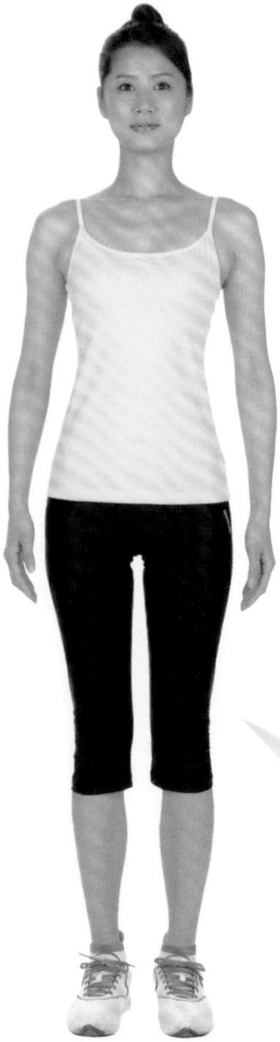

肩胛骨正常分開的狀態

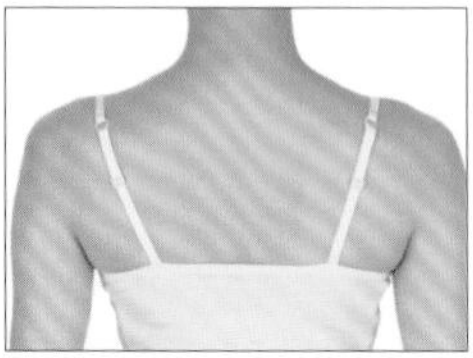

→

肩胛骨正常靠攏的狀態

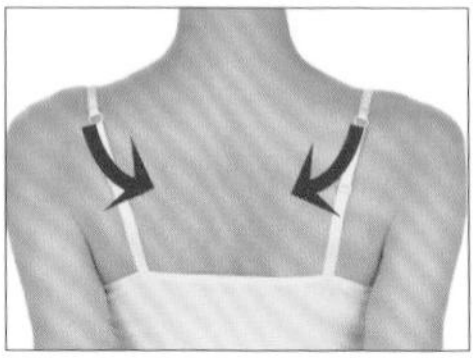

感受肩胛骨的動作，可模仿獵豹的走路方式

藉由模仿獵豹以四肢在地上前進的方式，就能更清楚的感受肩胛骨在活動時，上半身與下半身的連動狀況。

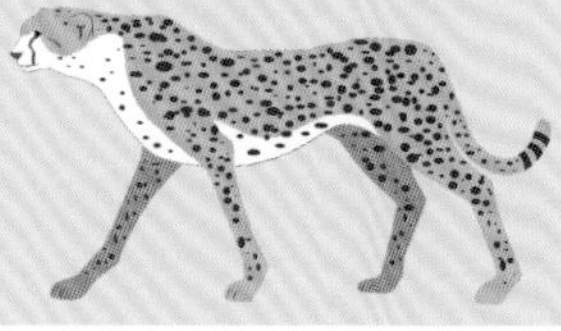

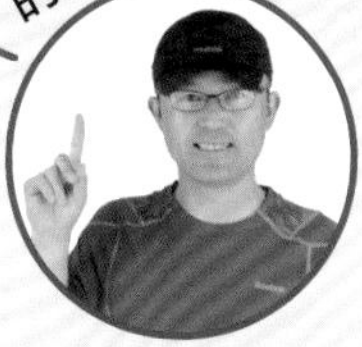

來練習一下肩胛骨靠攏的動作

肩胛骨部位活動性不好的人，就來試試下面的動作吧！利用手臂上舉與下拉來帶動肩膀與背部，能夠讓該部位僵硬的肌肉放鬆。

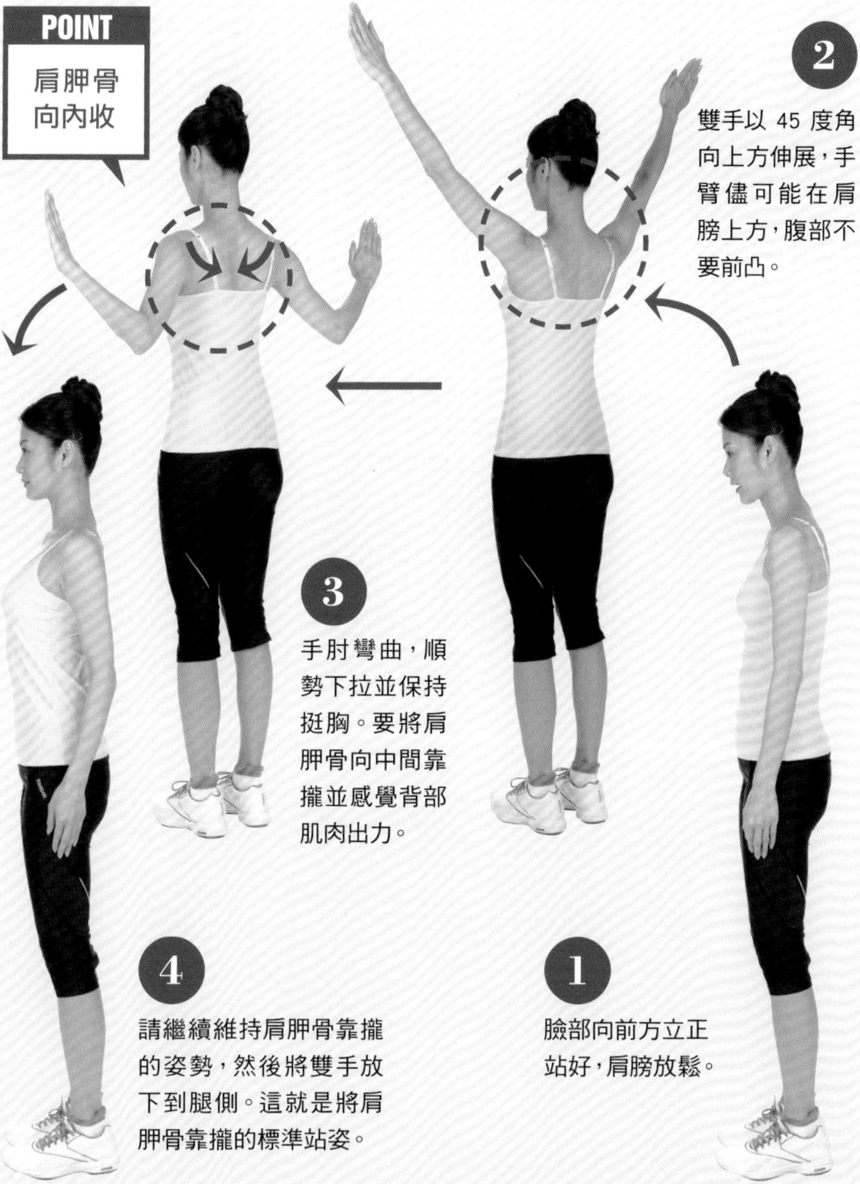

POINT

肩胛骨
向內收

1

臉部向前方立正站好，肩膀放鬆。

2

雙手以 45 度角向上方伸展，手臂儘可能在肩膀上方，腹部不要前凸。

3

手肘彎曲，順勢下拉並保持挺胸。要將肩胛骨向中間靠攏並感覺背部肌肉出力。

4

請繼續維持肩胛骨靠攏的姿勢，然後將雙手放下到腿側。這就是將肩胛骨靠攏的標準站姿。

STEP 2 骨盤要保持前傾

上半身與下半身的連動才會好

骨盤一旦後傾，體幹會變得不靈活

體幹站立的第二個重點是骨盤。骨盤是連結脊椎骨與大腿骨之間的骨頭，其最重要的功能是將由肩胛骨開始的上半身動作，與骨盤開始的下半身動作連結起來。如果骨盤能夠平順運作，上半身與下半身也就能穩定連動。若骨盤不靈活，動作也會不協調，這樣走路就只能靠腿的力量，那會對下半身造成很大負擔。

走路時骨盤前傾，可幫助增加靈活度與連動性。首先先站好，接著來試試讓骨盤向前微傾的感覺吧！

走路時也保持骨盤前傾

只要能保持前傾的狀態，就能自然走出優美又有力量的步伐！

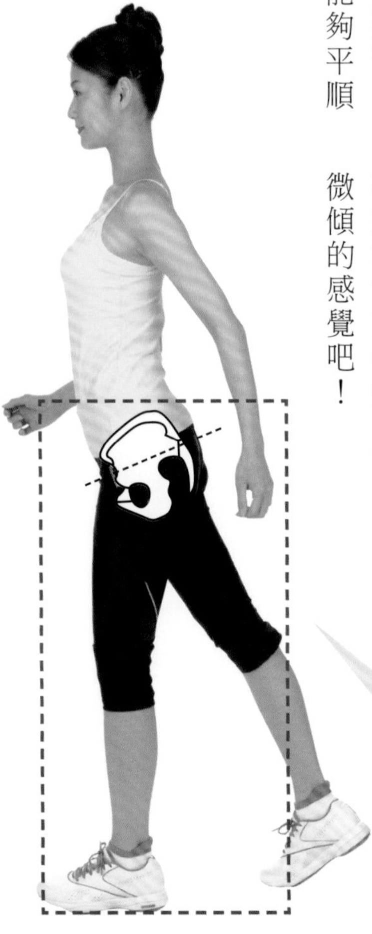

運用骨盤，腿的活動範圍變大

左圖是有運用到骨盤的狀況，雙腿從骨盤以下就有伸展開，步幅較大。而右圖未運用骨盤走路，雙腿活動範圍較窄。

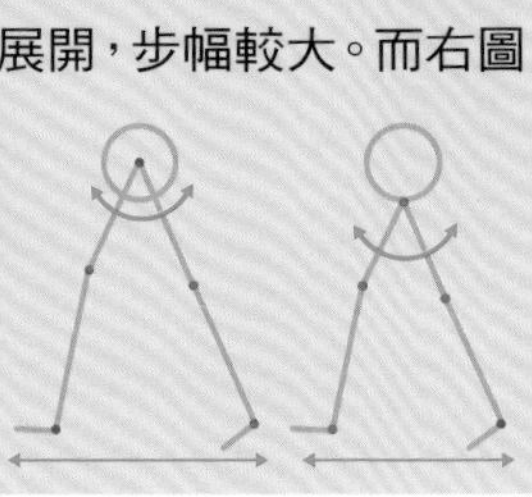

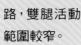

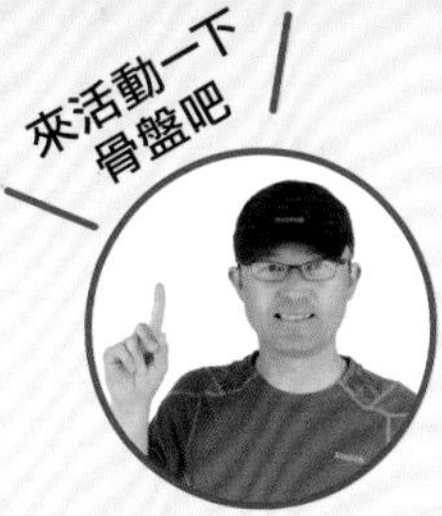

骨盤前傾練習

接下來要活動骨盤，請將手貼著骨盤照著下面的動作來做，腹肌力量不夠的人需注意不要反折腰部。

1 以輕鬆的姿勢站立

雙腳打開與肩同寬，肩膀放鬆。一般人在輕鬆站立的時候，骨盤會稍向後傾。

2 將骨盤前傾

腹部用力將臀部上提，骨盤自然就前傾了。注意腹部不要突出是重點！

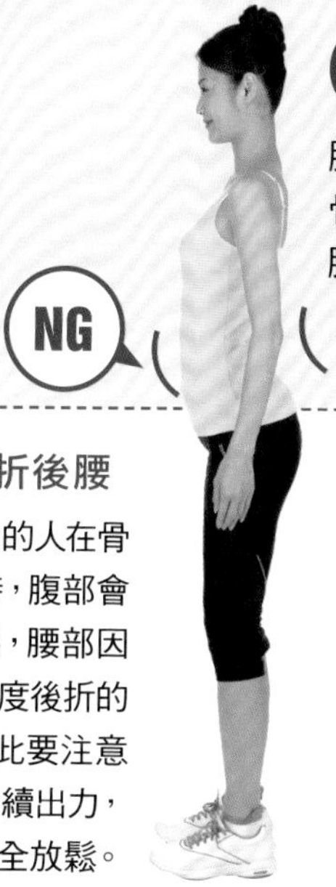

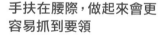

過度反折後腰

腹肌無力的人在骨盤前傾時，腹部會向前突出，腰部因而呈現過度後折的狀態。因此要注意腹肌要持續出力，絕不能完全放鬆。

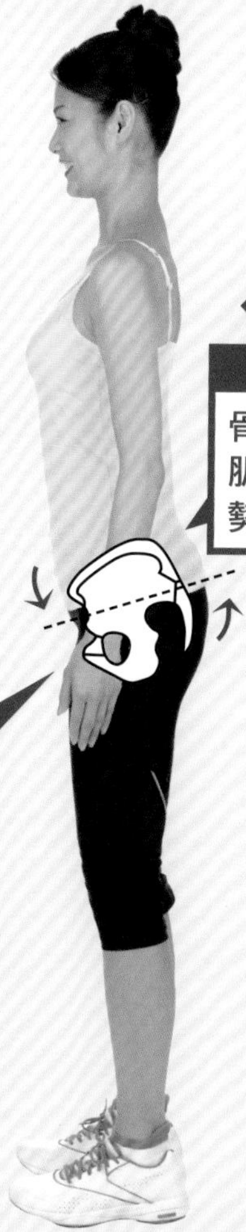

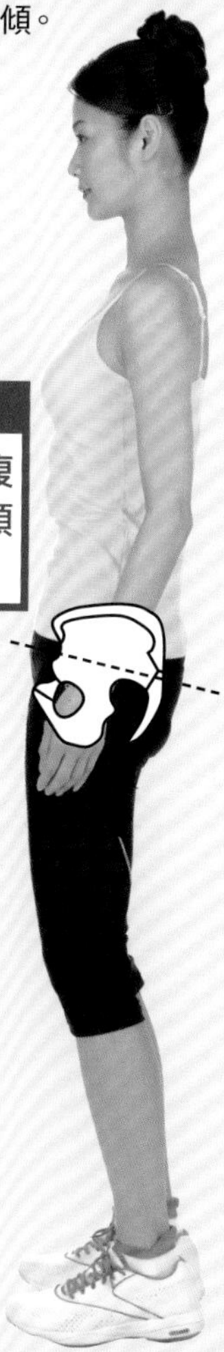

POINT

骨盤是因腹肌收縮而順勢前傾

手扶在腰際，做起來會更容易抓到要領

在練習骨盤前傾的動作時，可將手扶於腰際，如此有助於確認骨盤前傾與後傾的區別。

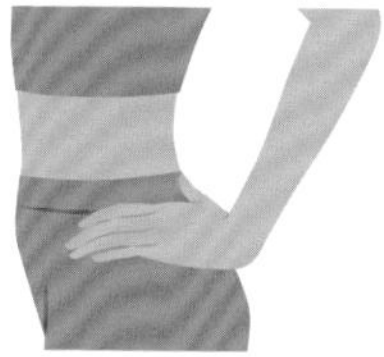

STEP 3 氣沉丹田，重心放低
是讓身體軸心穩定的秘訣

要將注意力集中在丹田，而非瞎用力

最後第三步驟要做的就是要建立身體重心的意識。重心若無法保持穩定，身體就容易失去平衡，無法維持端正的姿勢。

穩定重心的要點就在丹田。丹田在肚臍下方約4～5公分的位置，是中醫的一個穴位，也是人體的重心所在位置。

站立時必須要能意識到丹田的位置，如此一來重心位置降低，身體便能平衡穩定。這並不是說要整個腹部一直用力，而是要隨時將注意力放在丹田。

站立時，注意力放在丹田

可將手輕放在肚臍下方4~5公分處，此處即是單田，集中注意力在這個位置。

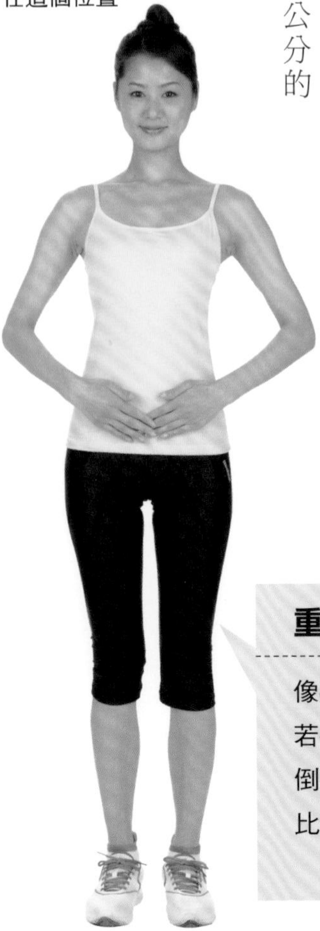

重心太高，身體會不穩定

像疊塔遊戲一樣，重心若在高處，一敲就容易倒塌；將重心放低，就比較穩固。

身體軸心要保持穩定

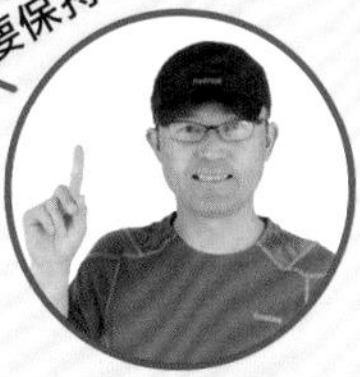

將身體重心放在丹田的練習

此練習的重點是要能意識到丹田的位置。沒辦法一下就抓到感覺的人，可在肚臍之下的丹田位置稍微出點力去感受。請注意，不需要整個腹部一直用力。

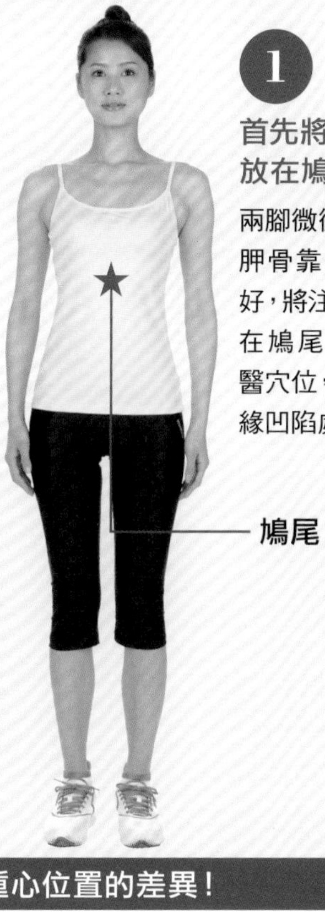

1 首先將注意力放在鳩尾

兩腳微微張開，肩胛骨靠攏立正站好，將注意力集中在鳩尾（此為中醫穴位，在胸骨下緣凹陷處）。

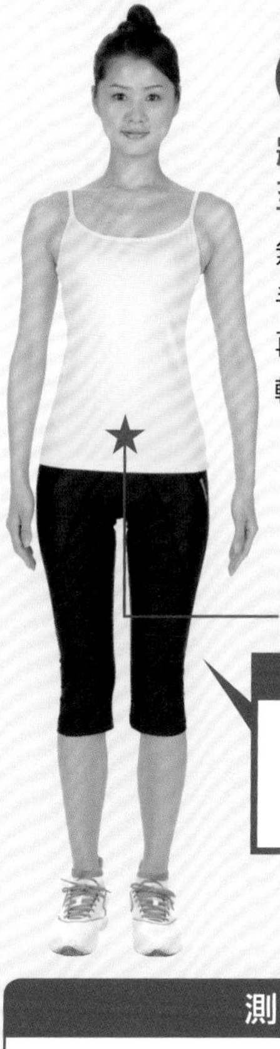

2 將注意力下降至丹田位置

無感的人可先將手指放在鳩尾，再下移至丹田，較可掌握感覺。

POINT

丹田稍微出一點力

測試看看兩種不同重心位置的差異！

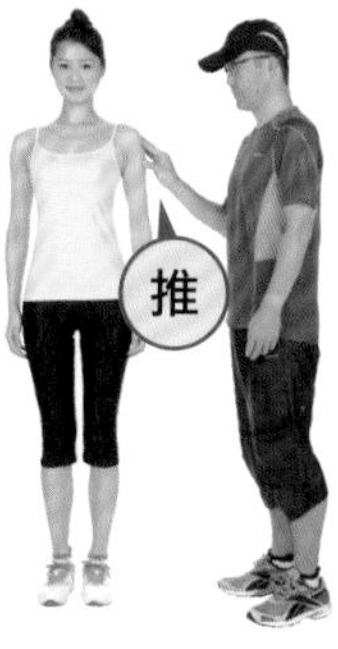

注意力在丹田時

身體變得較安定，即使受到外力也不易傾倒。僅僅將注意力下移，就能增加穩定度。

⬇

重心變得穩定

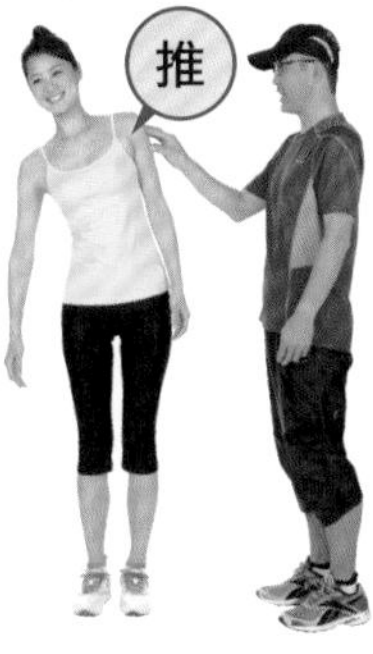

注意力在鳩尾時

身體受到外力推動就容易搖晃。重心一旦放高，身體的穩定度就會變差。

⬇

重心不穩，搖搖晃晃

體幹力量測試
檢查體幹的狀態

體幹的力量是否有充分被運用到呢？讓我們用以下 4 項測試來看看你的體幹狀態，以幫助檢視體幹力量不足的程度。

先從日常生活習慣開始

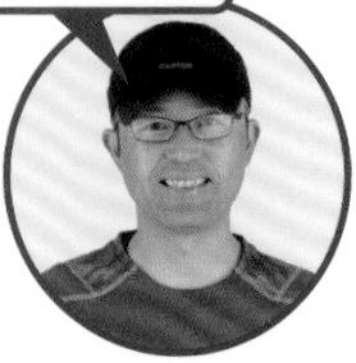

要知道自己在日常生活中有沒有運用到體幹的力量，請完成右表10個選項，若有符合的情況就在該項打勾。

[基礎體幹力量測試]

① 長時間在辦公室使用電腦	☐
② 有單側揹重物的習慣	☐
③ 時常腰痛，常覺得疲累	☐
④ 覺得自己姿勢不良	☐
⑤ 長期的肩膀僵硬	☐
⑥ 搭乘公共交通工具，容易站不穩	☐
⑦ 使用無靠背的椅子無法久坐	☐
⑧ 常常側躺著看電視	☐
⑨ 坐椅子的時候總是翹腳	☐
⑩ 站立時喜歡把重心放在一腳	☐

共　　個

診斷結果

8~10 個項目符合	3~7 個項目符合	0~2 個項目符合
➡ 體幹處於休眠狀態 你的體幹睡著了！日常生活中應該要多多利用。	➡ 體幹力量不足 體幹的肌肉無法充分發揮功能，應該用心調整體幹的姿勢，提升體幹力量。	➡ 基礎體幹力量 OK 雖然具備基礎體幹力量，卻不盡然充分。請使用後續的測驗確認有哪些弱點。

※ 得到 8~10 分的人請仔細閱讀第 90~92 頁的內容，從日常生活中養成使用體幹的好習慣。

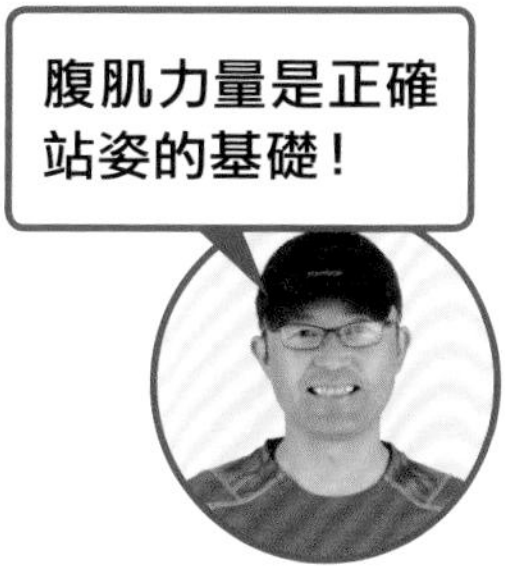

體幹的肌力測試

最容易造成體幹力量不足的原因就是腹肌力量太差，以下就藉由簡單的腹肌運動，來測試體幹最低限度的肌力狀況。

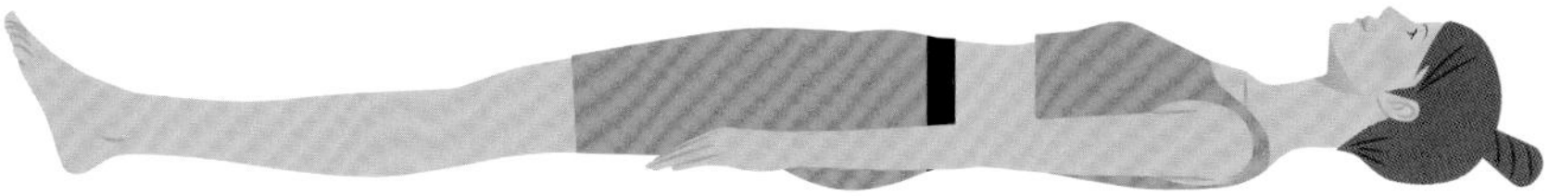

1 身體仰躺，膝蓋可微微彎屈。

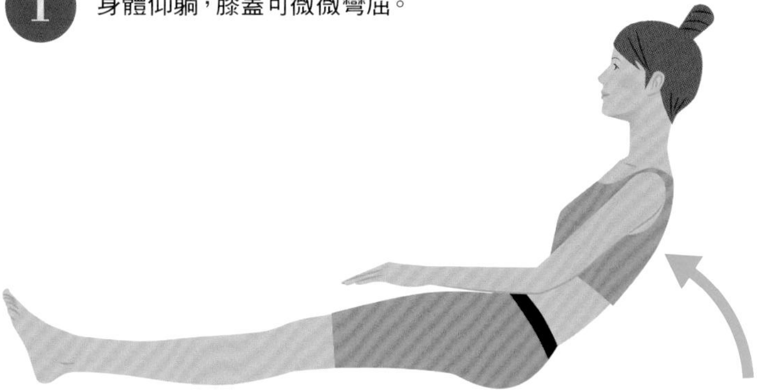

2 雙手離開地面，用腹部力量將上半身抬起，檢測身體能否平穩坐起來。

診斷結果

完全無法坐起，且需以手撐地

➡ 體幹肌力不足

完全無法抬起或必須用手撐地的人，明顯體幹肌力不足，若不改善的話，是無法以正確姿勢站立的，更不用談使用體幹走路了。

能輕鬆順利完成

➡ 體幹肌力OK

能輕鬆無阻礙且迅速坐起的人，代表體幹肌力足夠。若只能坐起到一半或坐起過程動作會中斷的人，代表體幹肌力較弱。

※ 體幹肌力不足的人可以使用第 56~61 頁介紹的動作來練習。

肩胛骨的柔軟度測試

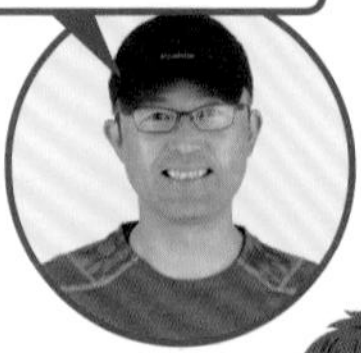

體幹的柔軟度測試

肩胛骨的靈活度是想要做到正確姿勢的必備條件，以下測試是透過肩胛骨的活動狀態來確認體幹的柔軟度。

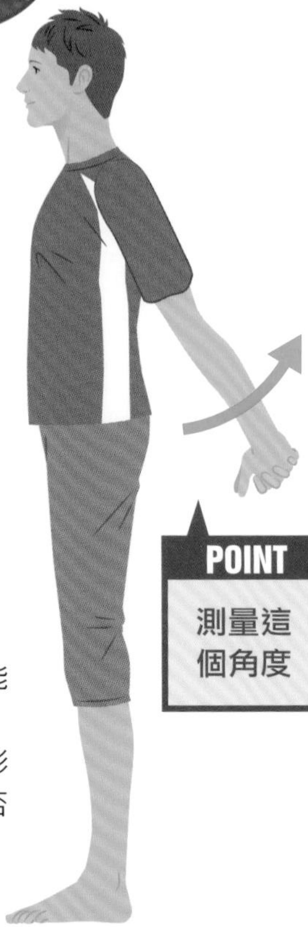

POINT

測量這個角度

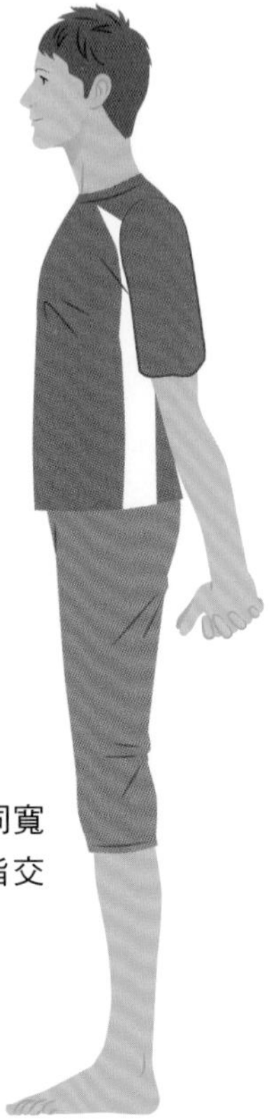

2

手肘伸直，盡可能將手臂往上抬高，看看身體與手部形成的夾角角度是否大於 30°。

1

兩腳與肩同寬站立，手指交握於背後。

診斷結果

身體與手臂夾角小於 30°	身體與手臂夾角超過 30°
➡ 體幹柔軟度不足	➡ 體幹柔軟度 OK
肩胛骨周圍肌肉僵硬，活動性不佳，也可能造成駝背等不良姿勢。建議多做肩胛骨靠攏練習，提升體幹柔軟度。	肩胛骨周圍的肌肉柔軟度不錯，活動性也夠。建議每天規律的活動維持柔軟度，避免因為長時間使用電腦等生活習慣造成肩膀僵硬。

※ 體幹柔軟度不足的人可以使用第 50~55 頁介紹的動作來做伸展練習。

左右平衡感測試

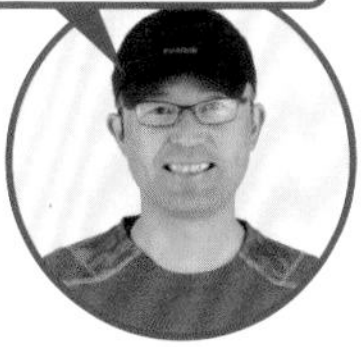

[體幹的平衡感測試]

此測試可看出重心是否放低，是否確實以體幹來支撐體重，也可以看出身體左右兩邊平衡感的差異。

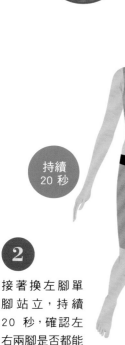

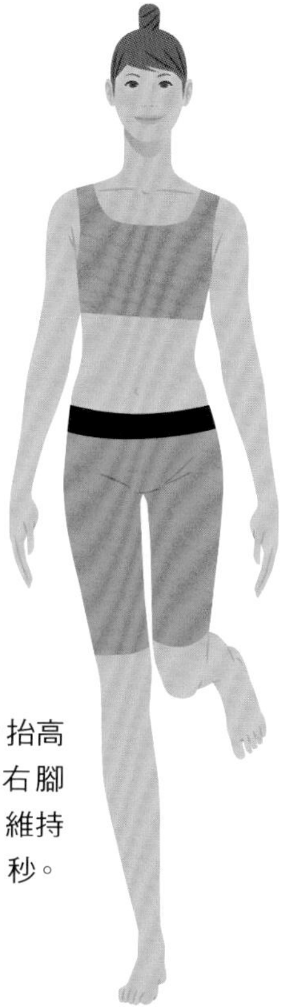

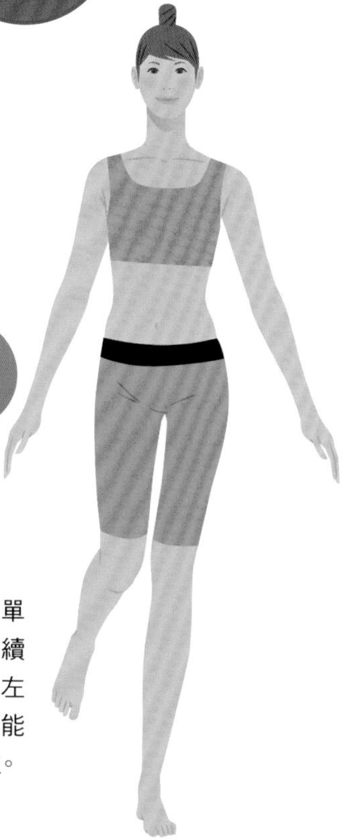

1 立正站直，抬高左腳並以右腳單腳站立，維持此姿勢 20 秒。

2 接著換左腳單腳站立，持續 20 秒，確認左右兩腳是否都能維持單腳站立。

診斷結果

難以完成動作

➡ 體幹不平衡

無論是兩腳都做不到或是只有其中一腳能做到，都表示體幹平衡感不好，通常是因為沒有充分利用腹部及臀部的肌肉。

左右兩腳都能夠平衡

➡ 體幹平衡感良好

左右兩腳都能穩定保持 20 秒就算合格。具備重心放低與善用腹部、背部及臀部等體幹肌肉的能力。

※ 體幹平衡感不足的人可以使用第 34~39 頁介紹的動作重新再練習站立的基礎動作。

（ 專 欄 ）

鞋子的選擇事關重大

鞋根細的鞋子，容易導致腳踝疼痛

多數人在通勤時會穿著皮鞋或高跟鞋，這些鞋款其實並不適合走路。皮鞋（特別是鞋底為皮革製的鞋子）由於鞋底太硬，導致整個足部承受極大的衝擊，腳底也會不斷摩擦，而容易在長時間行走後形成水泡。

至於女性常穿的高跟鞋，由於以較小的面積承受地面的衝擊，不僅腳的負擔相當大，更容易因為步伐不穩而扭傷腳踝。

要選擇能吸收衝擊，並支撐足弓的鞋子

工欲善其事，必先利其器。學習體幹走路之前，請先準備一雙能減輕腳部負擔而且走起來舒適的鞋子。

挑選鞋子的重點有三：

①鞋底能夠吸收地面的衝擊力。
②腳底足弓要能得到適當的支撐。
③保持腳部的穩定性。

以上條件也適用於初學者挑選跑步鞋。近來市面上還出現了能夠搭配上班套裝的步行專用鞋，雖然款式不以時尚為訴求，但是對於想利用通勤時間好好走路的人而言是相當合適的。

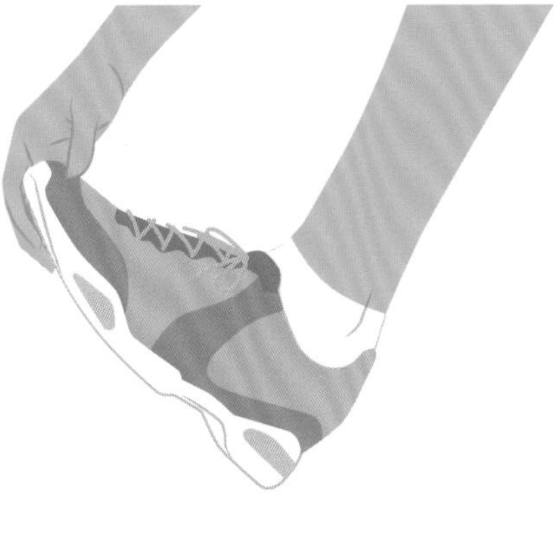

購買鞋子時的注意事項

①在腳比較膨脹的傍晚時間試穿購買。
②試穿時將腳尖上抬，感受一下後腳跟的包覆是否服貼舒適。
③用手壓壓看鞋尖，腳趾前應該留有一點空間，不能抵到鞋頭。
④繫好鞋帶後，腳背及腳的兩側不應感覺緊繃，腳踝也不會摩擦到。
⑤兩腳要同時試穿，並確實行走看看。

第 3 章

體幹走路法

本章要從前面學會的站立動作延伸到走路的動作了，我們就從放鬆肌肉，讓肌肉進入狀況的熱身體操開始吧！

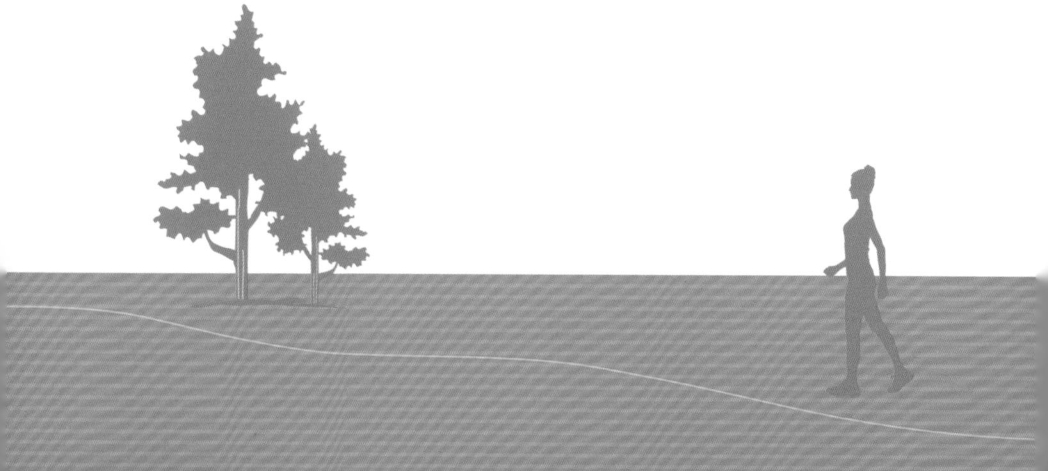

使用體幹的理想走路方式

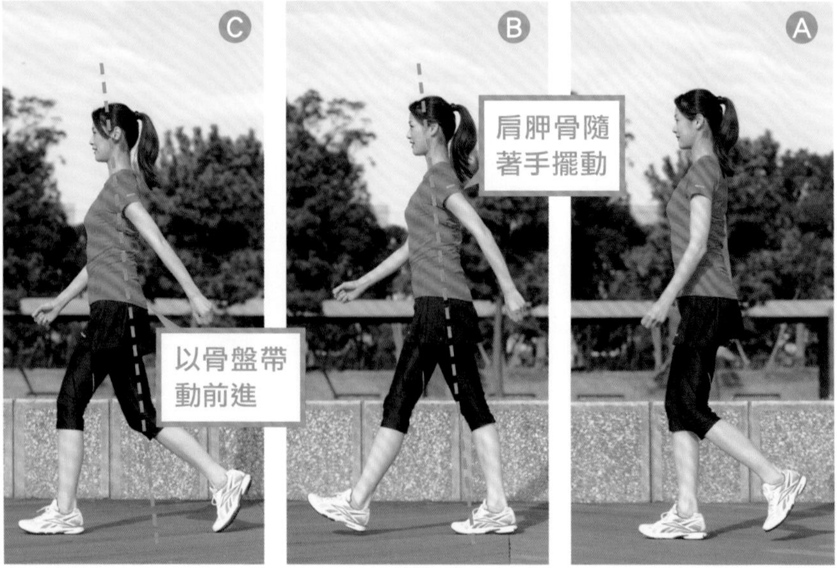

理想走路的三個重點

上圖的連續動作示範，就是理想的走路姿勢。在開始練習之前請回憶前一章所講的肩胛骨後收、骨盤前傾和注意丹田。從圖A開始動作，左腿準備向前跨出（請注意圖A與圖B之後身體軸線傾斜角度的差異），及以下幾個重點：

①肩胛骨充分活動

如圖B，肩膀及脖子保持放鬆，左腿跨向前方，同側的左手臂向後牽引肩胛骨動作。身體軸線如圖中所畫虛線，保持稍向前傾。

②著地時骨盤保持向前

如圖C，左腳著地時，帶動同側之骨盤，順勢將身體重心往前移動。需保持上半身一直在骨盤的正

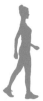

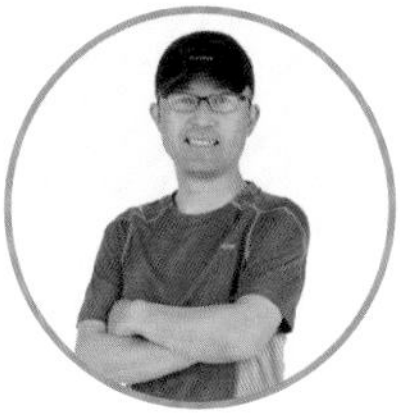

有「駝背」或「反腰」走路習慣的人，請參考這邊所教的走路方式，以及利用第 50 頁開始的體幹體操來修正姿勢。

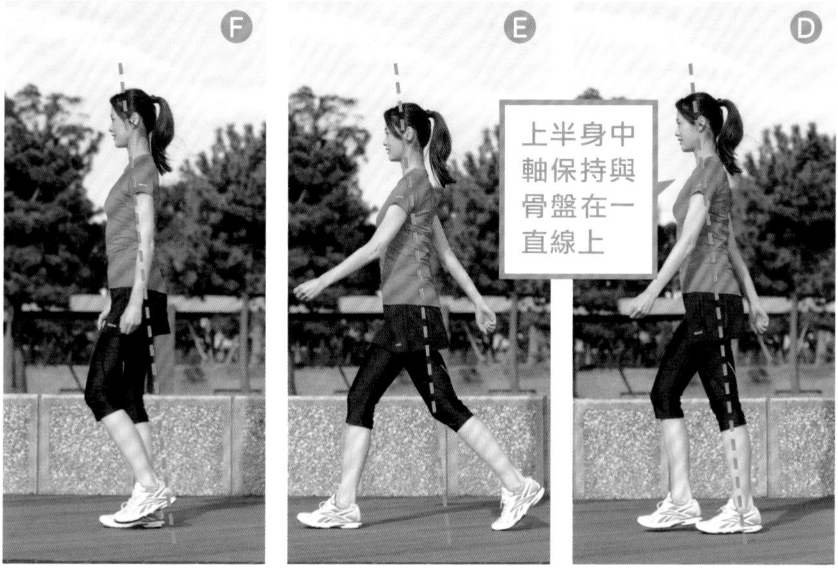

上方，不要向前搖晃或後仰。然後如圖D，以骨盤帶動右腿跟上來，注意身體的中軸都是維持同樣的角度。

③身體微微前傾

如圖B到圖F所畫的虛線所示，保持身體中軸稍微前傾，以體幹吸收著地的衝擊，帶動身體前進。

走路時，體幹最重要的功能是承受約等於體重的著地衝擊。功能完善的體幹，可充分以腹肌、臀肌等大肌肉承受地面的反作用力，並在下一瞬間轉換成身體的推進力。

以前有學過作用力與反作用力的原理，意即若施力於某物體上，必在反方向產生相同大小的反作用力。因此只要能善用體幹，就能充分利用地面的反作用力來強化步伐。

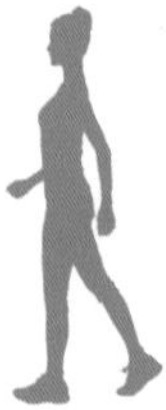

改善僵硬的肌肉，打造能輕鬆行走的體幹

讓體幹放鬆、覺醒

每次在我受邀到企業界或跑步社團指導的時候，在開始練習前一定先強調體幹訓練的補強運動。這些運動也許會稍稍造成背部、腹部、臀部及大腿後側肌肉等部位的痠痛，但是也能有效喚醒處於休眠狀態的肌肉。跑步前這麼做會有助於發揮體幹的功能。

為此，我調整了原本為跑步所安排的體幹訓練，設計出走路前的簡易體操。一共有六個步驟，首先以三種伸展運動，放鬆日常生活中變得僵硬的體幹肌肉，接著以三種熱身運動讓參與體幹走路的主要肌肉進入預備狀態。

熱身運動通常只要適度即可，本體操只需要三分鐘左右，這段過程卻是讓體幹發揮功能的關鍵。放鬆僵硬的肌肉、喚醒休眠的體幹之後，一開始行走就會感覺比平常更輕鬆舒適。無論是剛開始練習走路的人，或是已有走路習慣的人，請務必都來試試看。

使背部、腰部等僵硬的肌肉放鬆

放鬆日常生活中僵硬的肌肉，回復到能夠輕鬆活動的狀態，特別針對肩膀僵硬、腰部痠痛的族群。

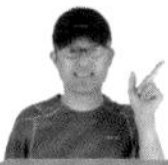

首先是伸展運動

①

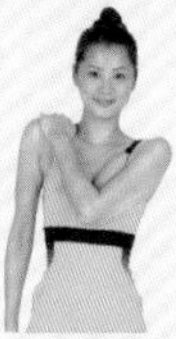

②

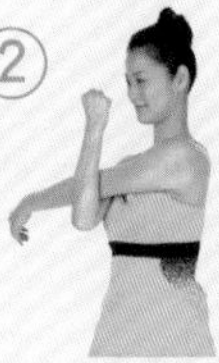

③

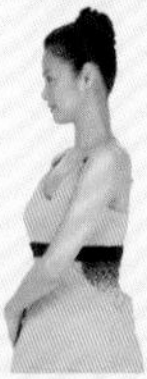

鬆弛的體幹

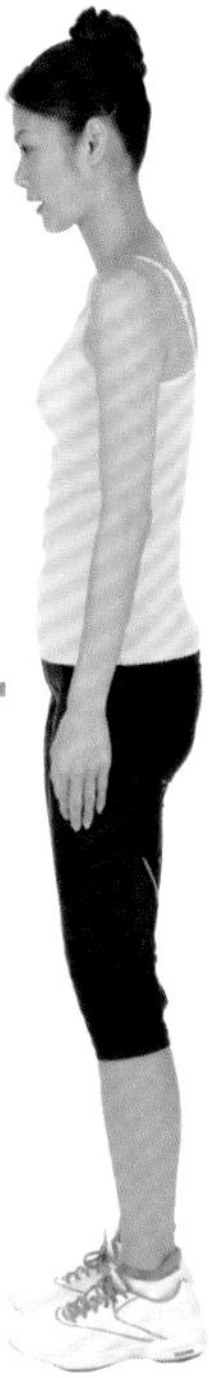

伸展→熱身→體幹準備好了！

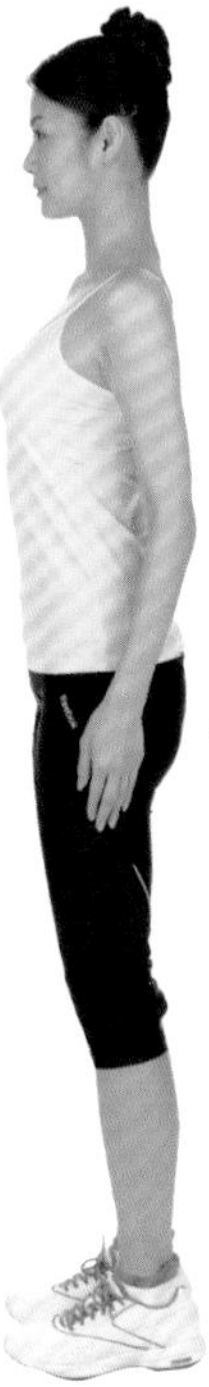

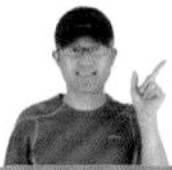

接著是熱身運動

④

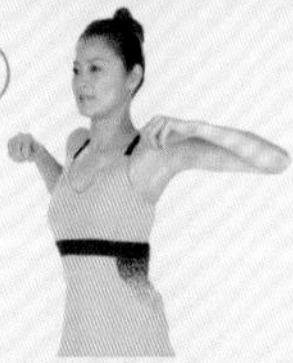

⑤

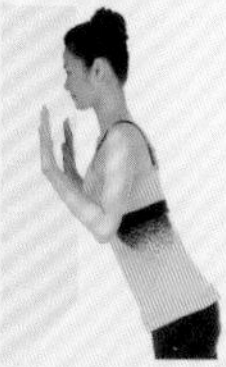

⑥

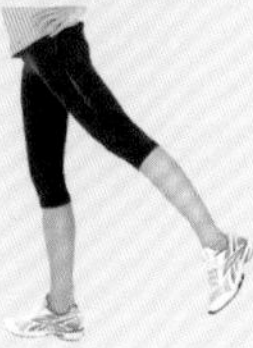

讓主要的肌肉進入預備狀態

活絡體幹的三大肌群：背肌、腹肌及臀肌，以便充分發揮功能。把注意力集中在各肌肉位置。

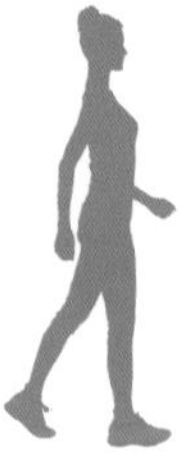

體幹體操①－伸展運動
肩膀放鬆伸展

1 背脊挺直，將左手搭在右肩上

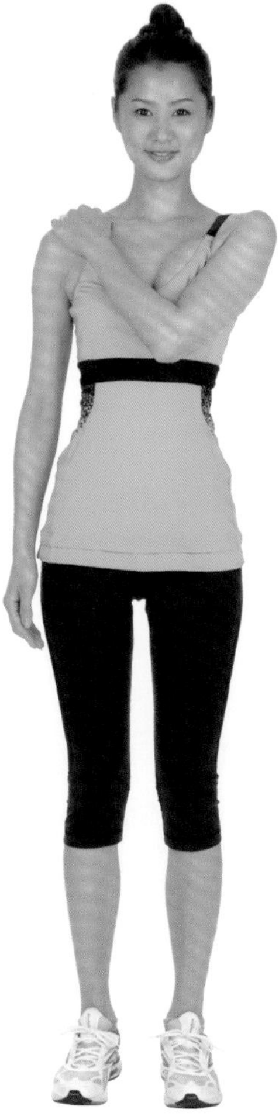

日常生活中肩膀容易僵硬

姿勢端正的最大關鍵在於肩胛骨，這附近的肌肉在緊張時，肩膀會上提並且向前靠，肩膀肌肉因此而變得僵硬。接下來的這項伸展運動，就能幫助您放鬆肩部的肌肉。

動作開始時先慢慢將肩膀上提到最高，再瞬間放鬆讓肩膀自然下墜，重複多次之後會感覺肩膀肌肉漸漸變得溫熱。此動作特別適合長期使用電腦，而導致眼睛、脖子及肩膀疲累的人。

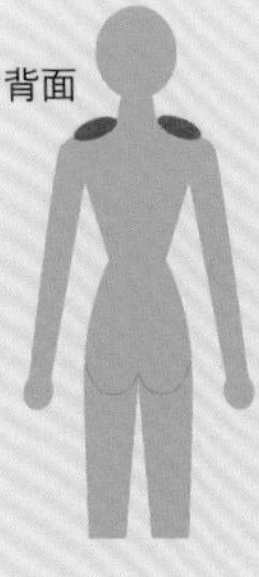

效果在這裡！

肩膀周邊

因打電腦而變得僵硬的肩膀得到放鬆，亦促進血液循環而使得肩胛骨周圍的肌肉也得到放鬆。

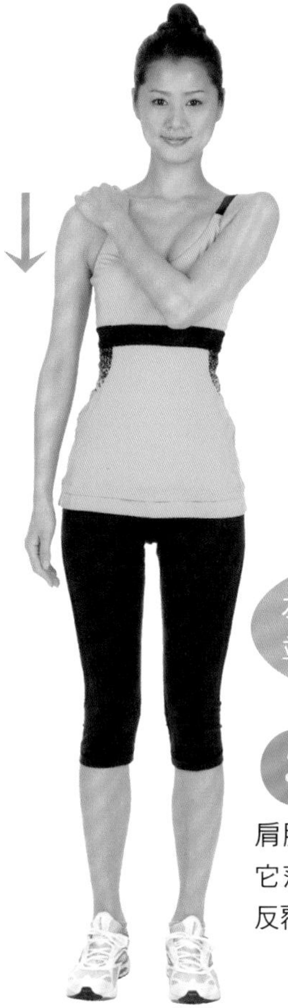

POINT

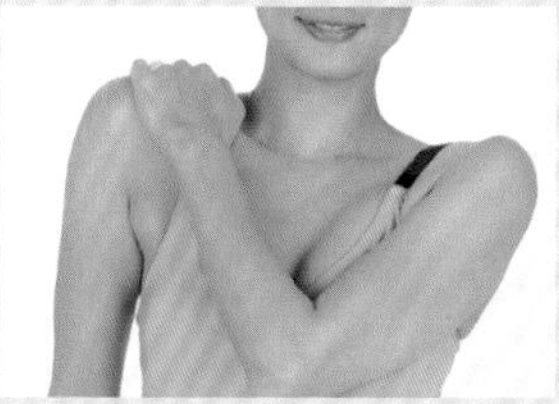

用肩膀感覺手的力量

聳肩的時候，要感受手壓在肩膀的力量，並慢慢將肩膀上抬。

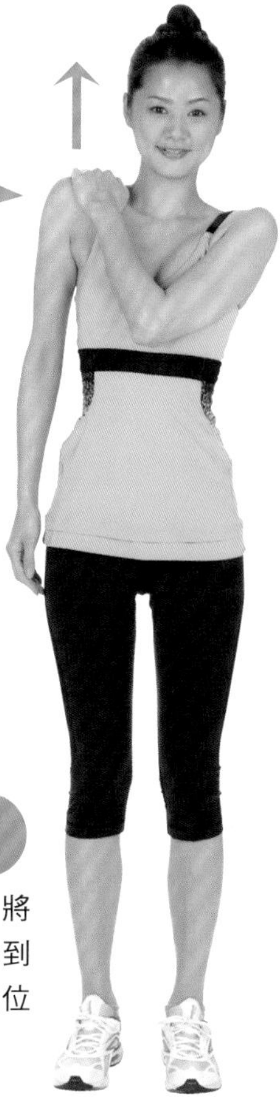

2

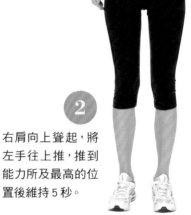

右肩向上聳起，將左手往上推，推到能力所及最高的位置後維持 5 秒。

3

肩膀瞬間放鬆，讓它落下回到原位，反覆 10 次後換邊。

左右各做 10 次，並重複2個循環

配合下列動作一起做，效果會更好

腋下至上臂肌肉的放鬆

右手上舉並彎曲，左手於後方拉住右手肘。將右手肘往頭部方向拉近，以伸展腋下至上臂內側肌肉，維持 10 秒後換手做。

維持10秒，左右各做 2 次

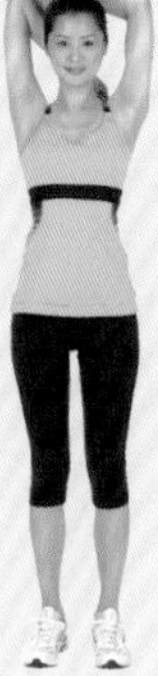

肩膀及背部肌肉伸展

右手橫過胸前，以左臂輕輕夾住右臂。動作開始時，左臂用力將右臂壓向身體，維持 10 秒後換手做。此動作可伸展右肩及背部肌肉。

維持10秒，左右各做 2 次

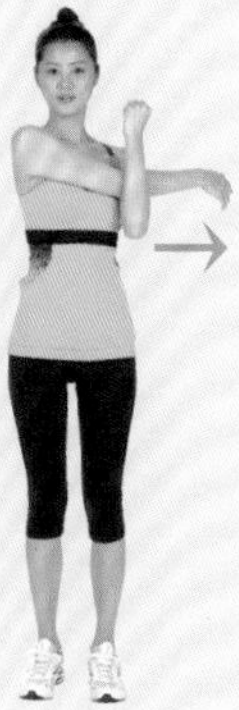

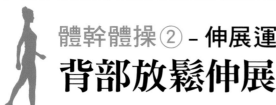

體幹體操② – 伸展運動
背部放鬆伸展

1 站直，左手橫過胸前伸直，以右臂抱住左肘位置。

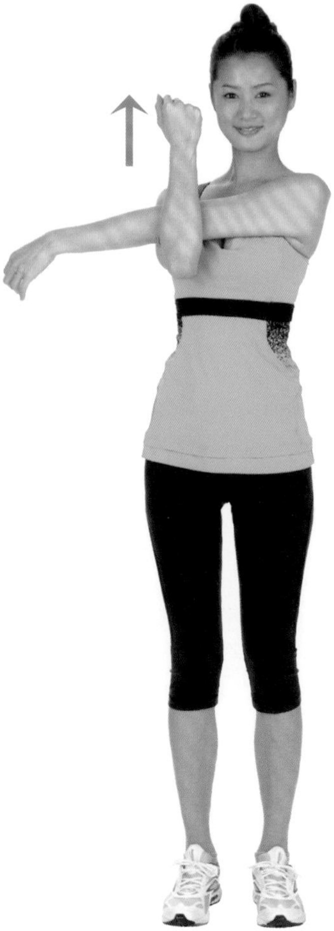

伸展動作改善背肌僵硬的肌肉

解除肩膀的緊張僵硬後，接著要放鬆從肩膀到背部的肌肉。當姿勢正確時，兩側肩胛骨應該向背中央靠攏，但是長時間的辦公、打電腦或搬重物等日常習慣，使得背部肌肉緊繃，肩胛骨動作範圍也變得狹窄。這項伸展運動能消除背部僵硬與肌肉緊繃，請將注意力集中在肩胛骨的動作。

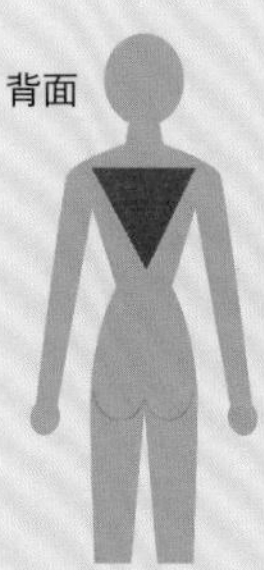

效果在這裡！

肩胛骨，背部

從肩胛骨開始到背部與腰部都得到伸展，使僵硬的肌肉變得活動性比較好。

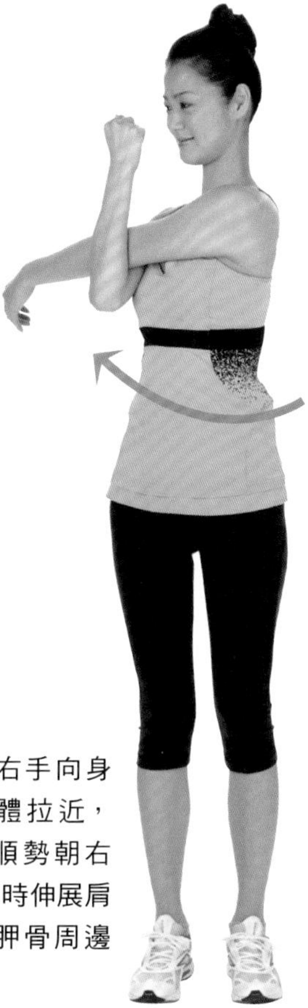

2 右手向身體拉近，上半身順勢朝右側轉，同時伸展肩膀至肩胛骨周邊的肌肉。

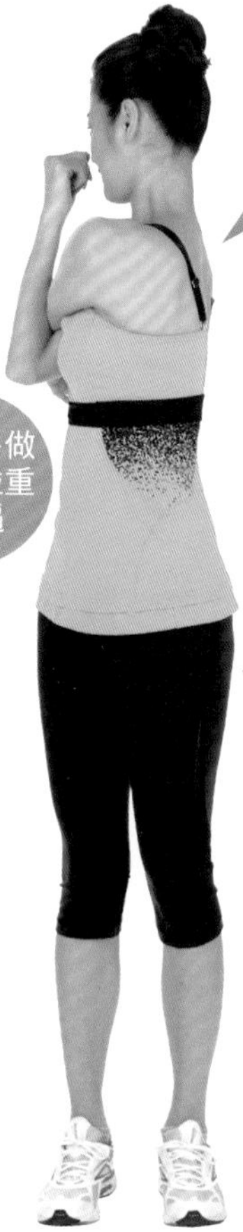

左右各做 10次並重複 2 遍

3 上半身儘可能向後方旋轉，肩部、肩胛骨、背部到腰部會得到更大的伸展，然後維持此姿勢 10 秒後換手做。

POINT

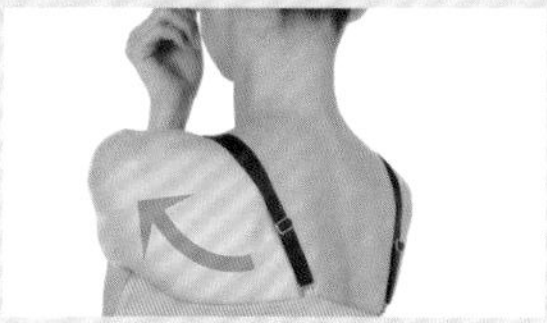

注意力集中在肩胛骨

不僅是肩關節要伸展，包括背部肩胛骨周圍肌肉也需要充分的伸展。右臂確實拉緊，感覺左邊肩胛骨的動作。

POINT

腰部以下儘量保持朝向前方。

配合下列動作一起做，效果會更好

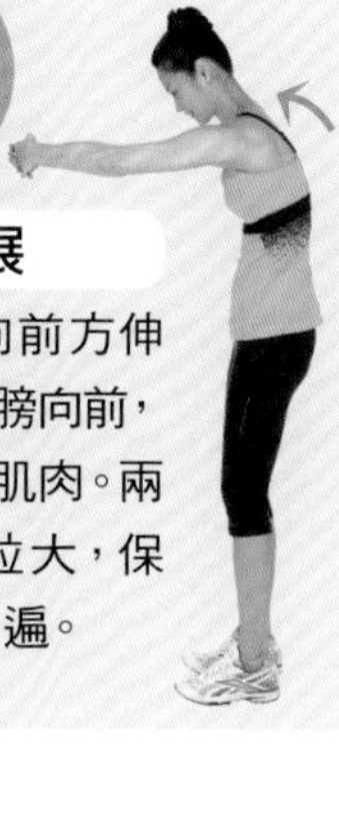

維持 10 秒，重複 2 次

背部伸展

雙手十指交扣向前方伸直，拱起背部、肩膀向前，以伸展肩及背部肌肉。兩側肩胛骨距離拉大，保持10秒並重複 2 遍。

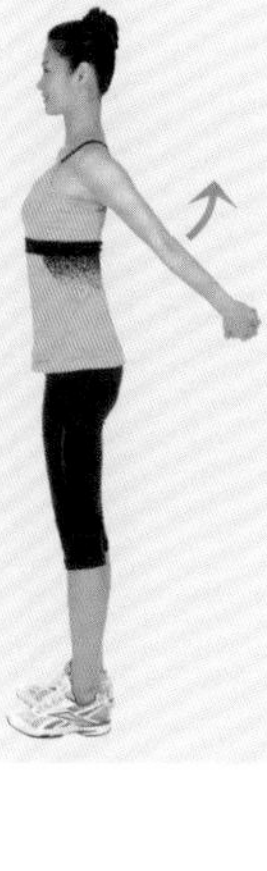

維持 10 秒，重複 2 次

胸部伸展

雙手於背後十指交扣伸直，感覺肩胛骨相互靠攏，同時將手臂上抬，使胸肌及胸廓伸展，維持 10 秒並重複 2 遍。

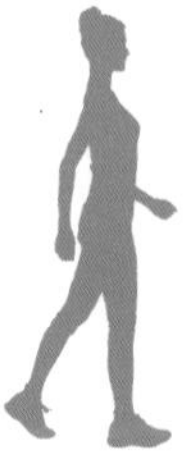

體幹體操③－伸展運動
扭腰伸展

1 雙腳打開站好，雙手按壓於左側骨盤處。

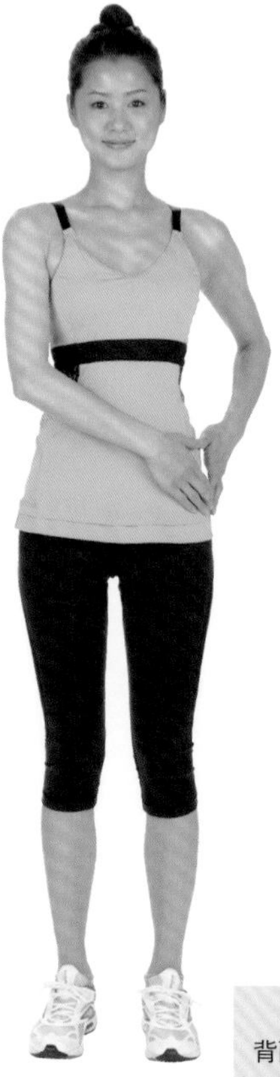

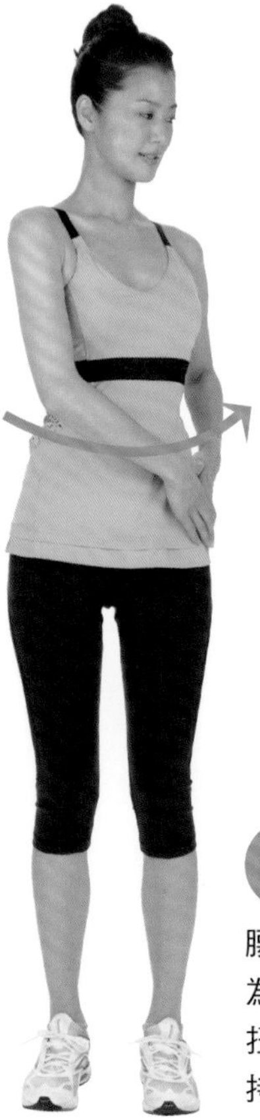

2 腰部以上以脊椎為軸心緩慢向左扭轉。注意骨盤保持水平不要傾斜。

使骨盤的動作變得平順

體幹走路由肩胛骨開始，通過脊椎、骨盤而到達下半身。其中骨盤是將上半身動作傳達至下半身的重要連結處，若是腰部肌肉僵硬，骨盤的動作便不順暢。這個體操動作特別適合長時間坐著，或是經常感到腰、背僵硬的人。

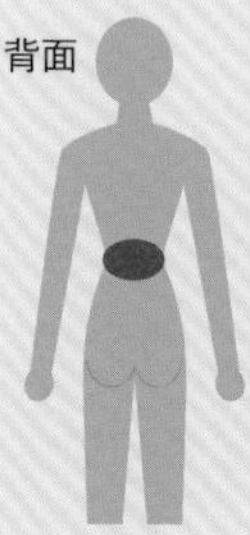

效果在這裡！

腰、側腹部

腰部及側腹部肌肉是主要的伸展部位，連帶整個背部肌肉也都能得到伸展的效果。

4 換邊將雙手按壓於右側骨盤，向右後方旋轉，同樣維持 10 秒。

3 臉部轉向正後方，帶動上半身旋轉，維持此姿勢 10 秒，然後回復正面向前的姿勢。扭腰時請想像每一節脊椎都在轉動。

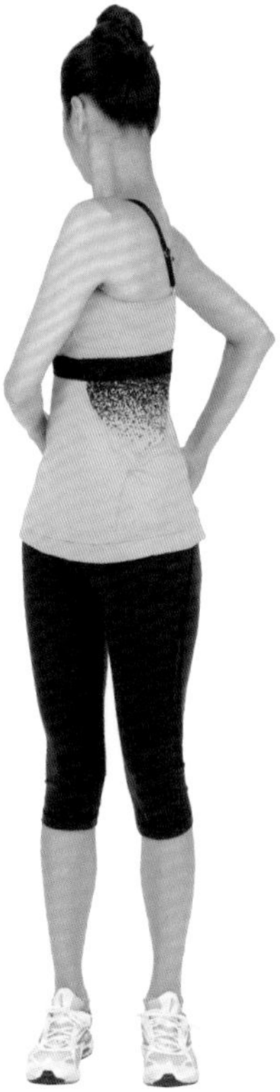

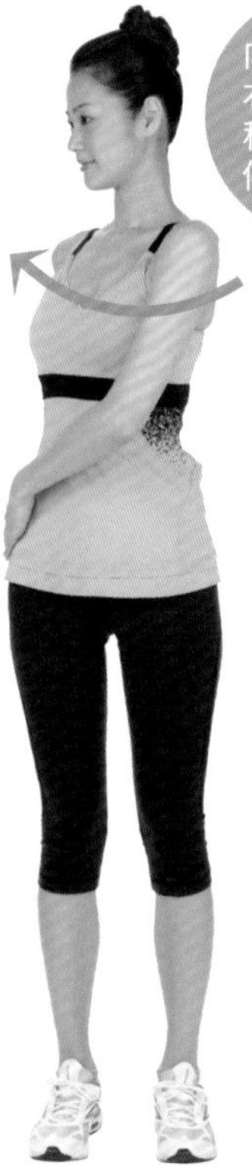

向左與向右各維持10秒，然後各做 2 次

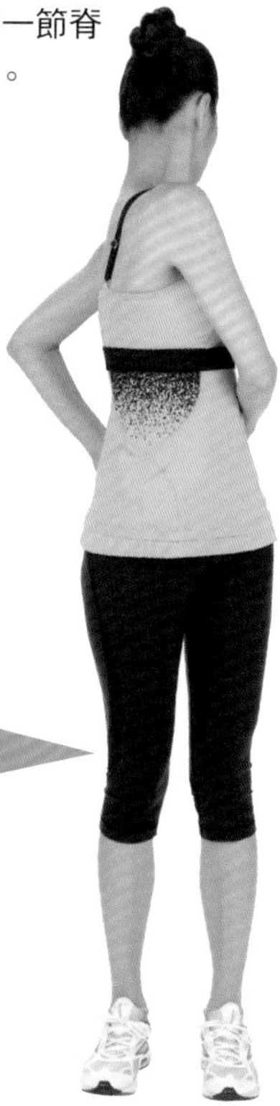

POINT

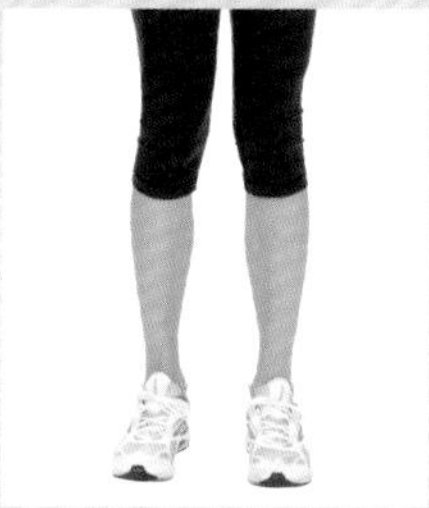

膝蓋保持向正前方

若連膝蓋一起扭轉，則腰部無法充分獲得伸展，因此兩膝必須保持向正前方。

配合下列動作一起做，效果會更好

腰部及髖關節伸展

雙腿大角度張開並將手放在膝蓋上，膝蓋彎曲且將腰部放低，上半身向右側旋轉，伸展腰部及髖關節，維持 10 秒後換邊。

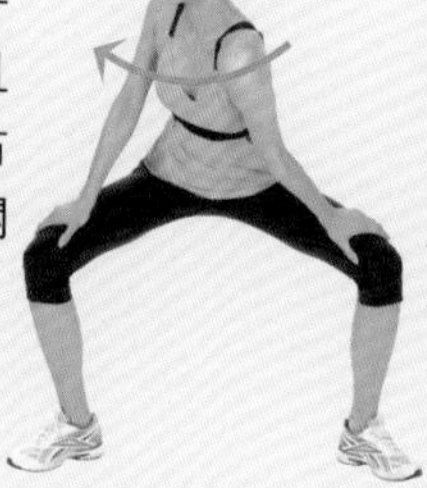

左右各維持 10 秒，重複 2 次

腰部至背部的伸展

面向牆壁以左手輕壓住牆面，腰部以上朝左側扭轉，伸展腰部及背部，維持 10 秒後換邊做。

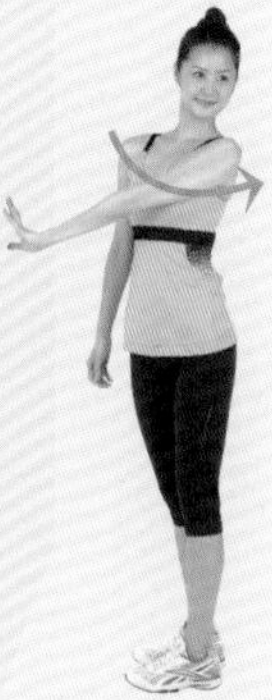

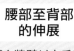

左右各維持 10 秒，重複 2 次

體幹體操④－熱身運動
肩胛骨熱身

幫助肩、背肌肉進入預備狀態

前面的三種伸展體幹體操已紓緩了僵硬的肩膀肌肉，接著開始熱身運動。這個肩胛骨熱身體操可幫助肩胛骨做大幅度的運動，有助於讓走路時手臂的擺動更加平順。這個動作除了對肩、背達到暖身作用，也同時改正習慣性聳肩與前傾等錯誤姿勢。

操作時，請注意將手臂在身體的後側迴旋而非在前側，這樣可以提供肩胛骨較大的活動幅度。

1 雙腳微開站立，手肘彎曲如圖放在身體後側。

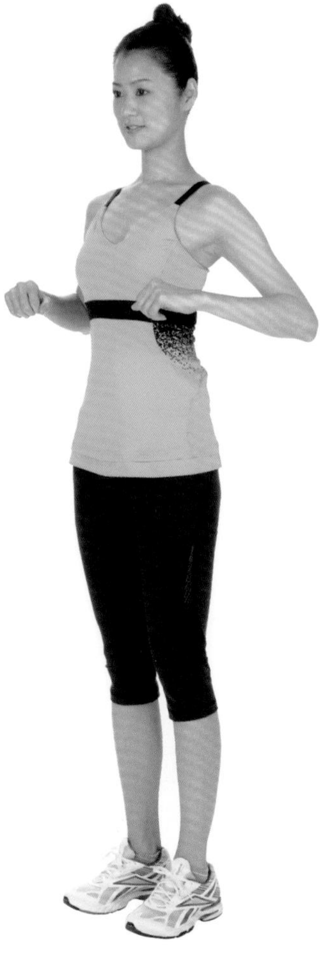

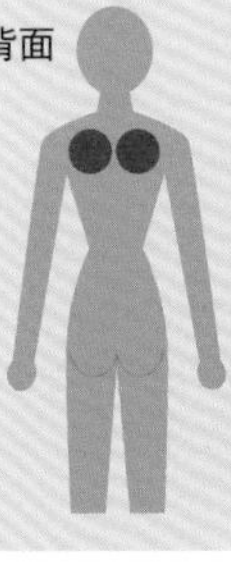

效果在這裡！

胛骨附近肌肉

此動作可活化斜方肌與肩胛骨附近的肌肉，特別是駝背及肩膀僵硬的人，應該多多練習。

NG

手肘僅在身體前方

肩膀或肩胛骨過於僵硬時，手肘張開範圍太小僅侷限於身體前方，這樣對肩胛骨的活動幾乎是沒有效果的。

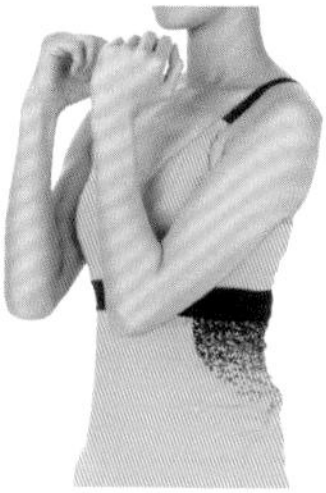

2 手肘保持在身體後側並張開向上畫出弧線，帶動肩膀與肩胛骨收縮。需注意是用手肘畫弧線，而不是用肩膀去轉動。

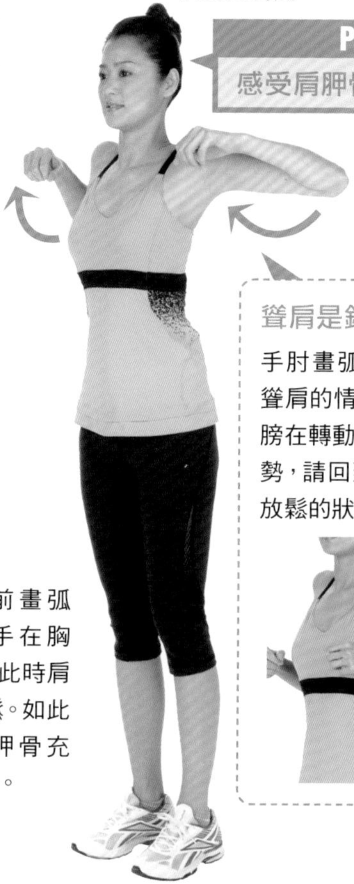

POINT

感受肩胛骨的動作

聳肩是錯誤的姿勢

手肘畫弧線時如果出現聳肩的情況，表示是用肩膀在轉動，這是錯誤的姿勢，請回到步驟 1 肩膀放鬆的狀態重新開始。

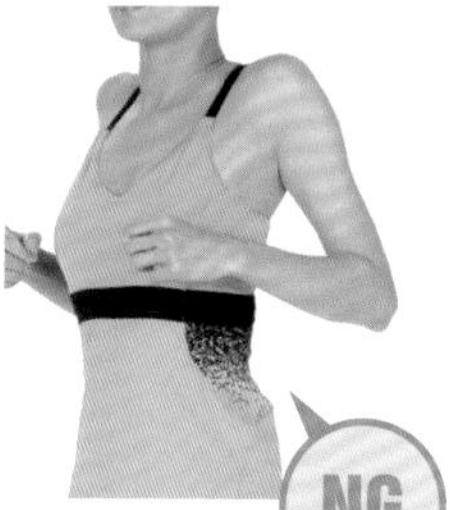

NG

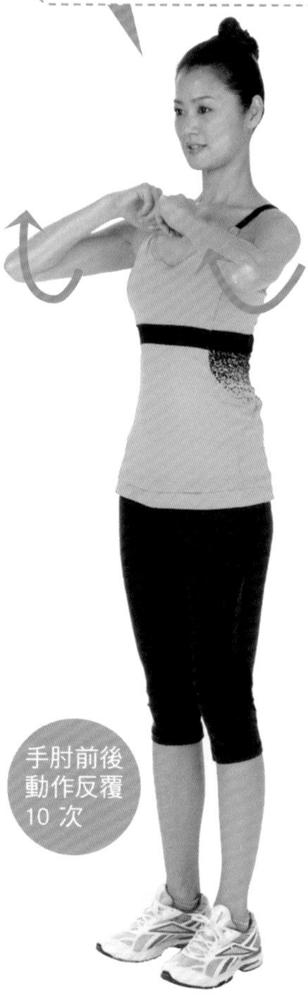

3 手肘向前畫弧線讓雙手在胸前靠近，此時肩膀放輕鬆。如此可讓肩胛骨充分活動到。

手肘前後動作反覆 10 次

動作不順暢的人可以這樣做

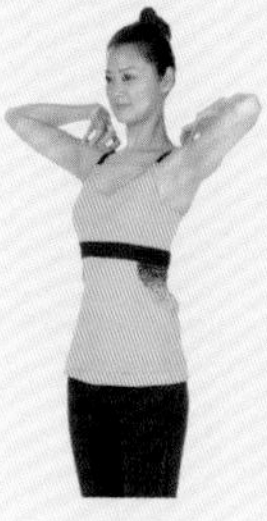

雙手指尖放在肩膀上
手肘畫圈活動背肌

請將指尖按住肩膀以手肘畫圈迴旋，手肘由上往下動作時，請感覺後背肌肉的伸縮，如此肩胛骨亦可得到運動。在操作時無需急躁可慢慢的做。

體幹體操⑤ – 熱身運動
腹肌強化

1

雙腳距離牆壁 40-50 公分，與肩同寬站立，雙手手掌扶住牆面。

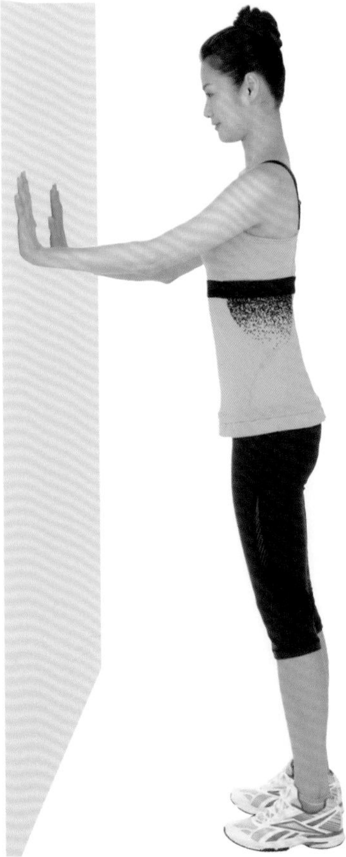

現代人普遍未好好運用腹肌

現代人的體幹肌肉中，腹肌可說是最疏於使用的肌肉。本動作並不是讓你練出明顯的腹肌，而是透過對腹部的刺激來喚醒久未使用的腹肌。

此動作的要點是在操作的時候，脊椎不可反折後彎，尤其是腹肌無力的人特別容易會反折腰部去借力支撐。因此要注意腹肌與背肌都要收緊，並隨時注意背部要挺直。

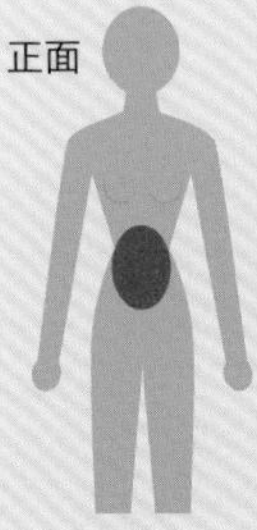

效果在這裡！

對整個腹肌都有幫助

此動作可活化平時較少用到的腹肌。利用改變身體平衡的方式，去感覺腹肌及背肌的出力狀況。

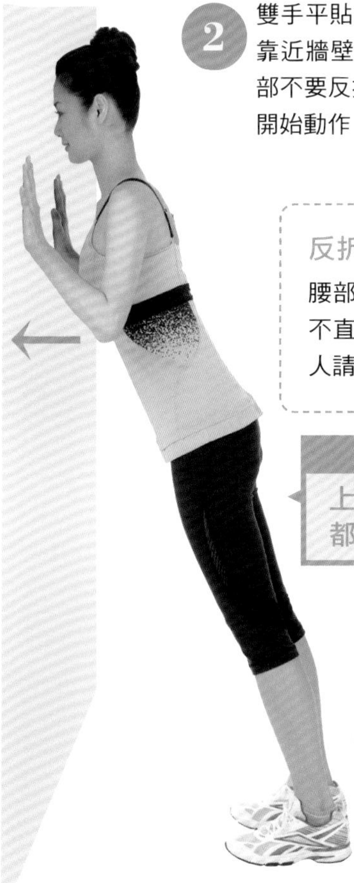

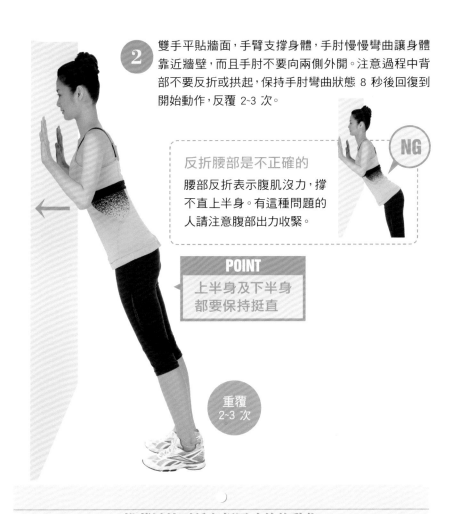

2 雙手平貼牆面，手臂支撐身體，手肘慢慢彎曲讓身體靠近牆壁，而且手肘不要向兩側外開。注意過程中背部不要反折或拱起，保持手肘彎曲狀態 8 秒後回復到開始動作，反覆 2~3 次。

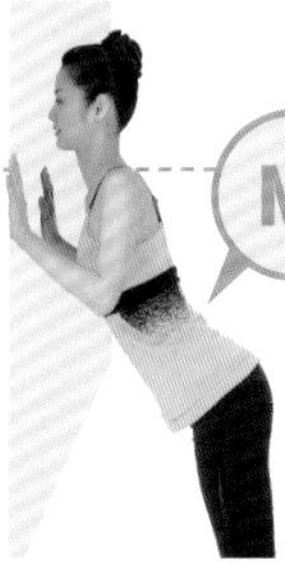

反折腰部是不正確的

腰部反折表示腹肌沒力，撐不直上半身。有這種問題的人請注意腹部出力收緊。

POINT

上半身及下半身都要保持挺直

重覆 2~3 次

推薦另外兩種有相同功效的動作

鍛鍊下腹肌

保持此姿勢 15 秒

使用無椅背的椅子，上半身稍微後傾且雙腳離地，腹部用力維持平衡。手按壓下腹部，確認肌肉是否因用力而收緊，保持 15 秒。

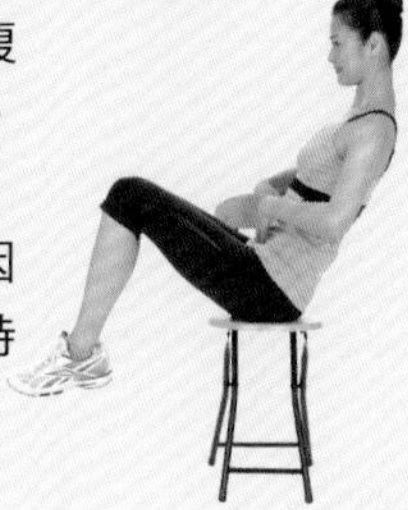

鍛鍊上腹肌

保持此姿勢 15 秒

坐於椅子前半部，不要坐滿。腹部用力收縮使背部彎曲向後，但不要碰觸到椅背，然後保持15秒。在操作的過程中手按壓於上腹部去感覺出力與否，對鍛鍊腹肌會更有效果。

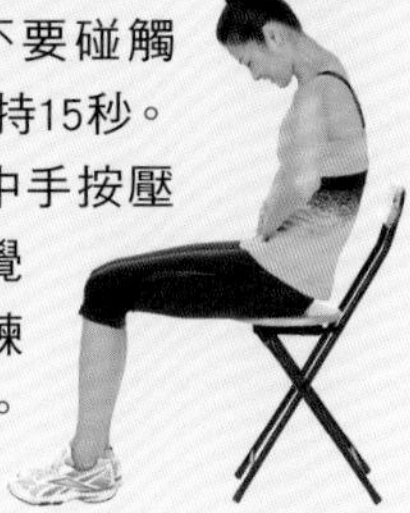

體幹體操⑥－熱身運動
臀部緊實訓練

臀部肌肉應該隨時保持出力

臀部的主要肌肉包括臀大肌及臀中肌。理想狀態下，無論站立或走路，臀部都應該保持稍微用力。不過大多數人並無此自覺，因此很多人的臀部肌肉是鬆弛的。

體幹走路法是將著地衝擊力轉換成推進力的走路方法，過程中若缺乏臀部肌肉的參與，是無法將這股力量有效轉換的。多練習此動作可活絡平日鬆弛的臀部肌肉。

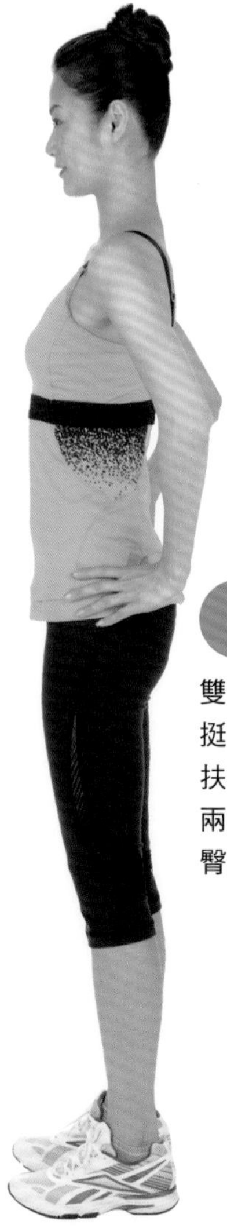

1

雙腳微開、身體挺直站好，雙手扶著骨盤兩側，兩隻大拇指放在臀部上緣。

背面

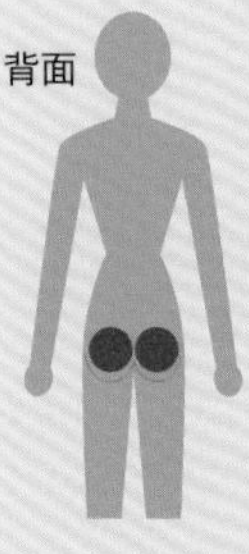

效果在這裡！

臀大肌與臀中肌

臀大肌及臀中肌的重要功能是讓身體向前推進，才能確實支撐身體著地的衝擊。

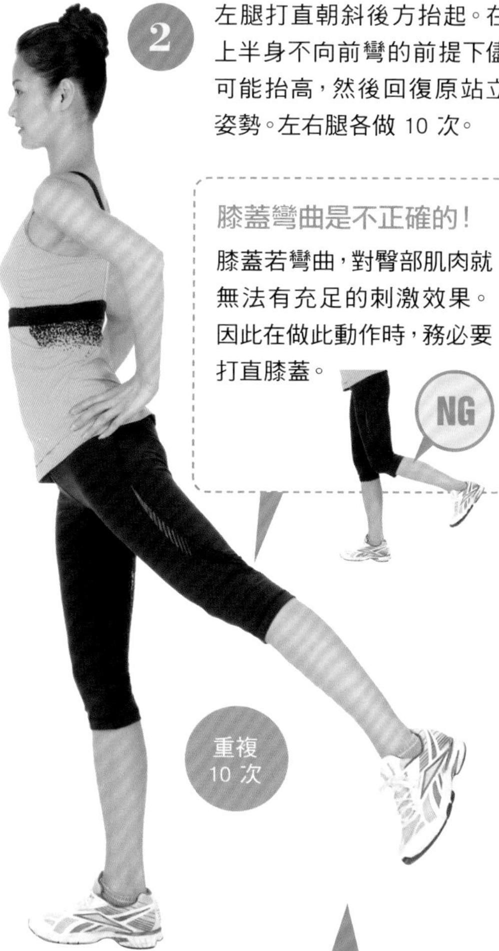

2 左腿打直朝斜後方抬起。在上半身不向前彎的前提下儘可能抬高，然後回復原站立姿勢。左右腿各做 10 次。

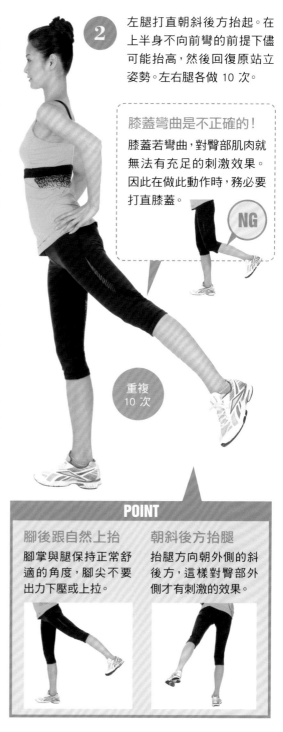

膝蓋彎曲是不正確的！

膝蓋若彎曲，對臀部肌肉就無法有充足的刺激效果。因此在做此動作時，務必要打直膝蓋。

重複
10 次

單腿站不穩的替代方案

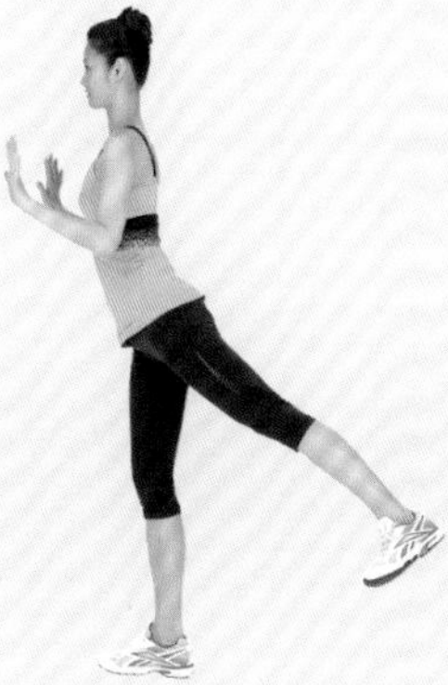

雙手扶牆支撐身體

單腳站立不穩的人，可雙手扶著牆面進行，注意仍需保持身體軸心穩定。

更簡單的替代動作

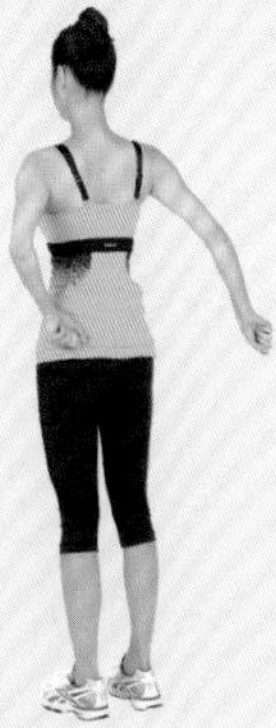

握拳搥打臀部

簡單的搥打臀部動作，也可給予肌肉刺激，以緊實臀部的肌肉。

POINT

腳後跟自然上抬

腳掌與腿保持正常舒適的角度，腳尖不要出力下壓或上拉。

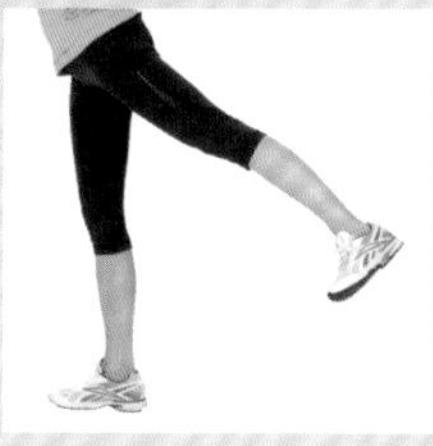

朝斜後方抬腿

抬腿方向朝外側的斜後方，這樣對臀部外側才有刺激的效果。

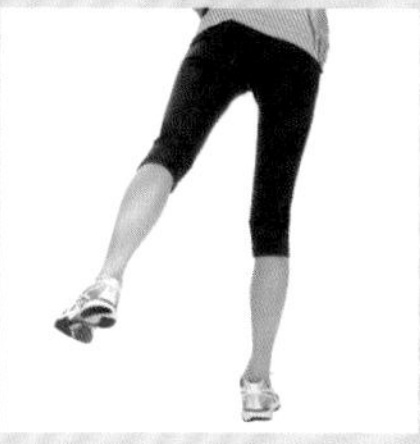

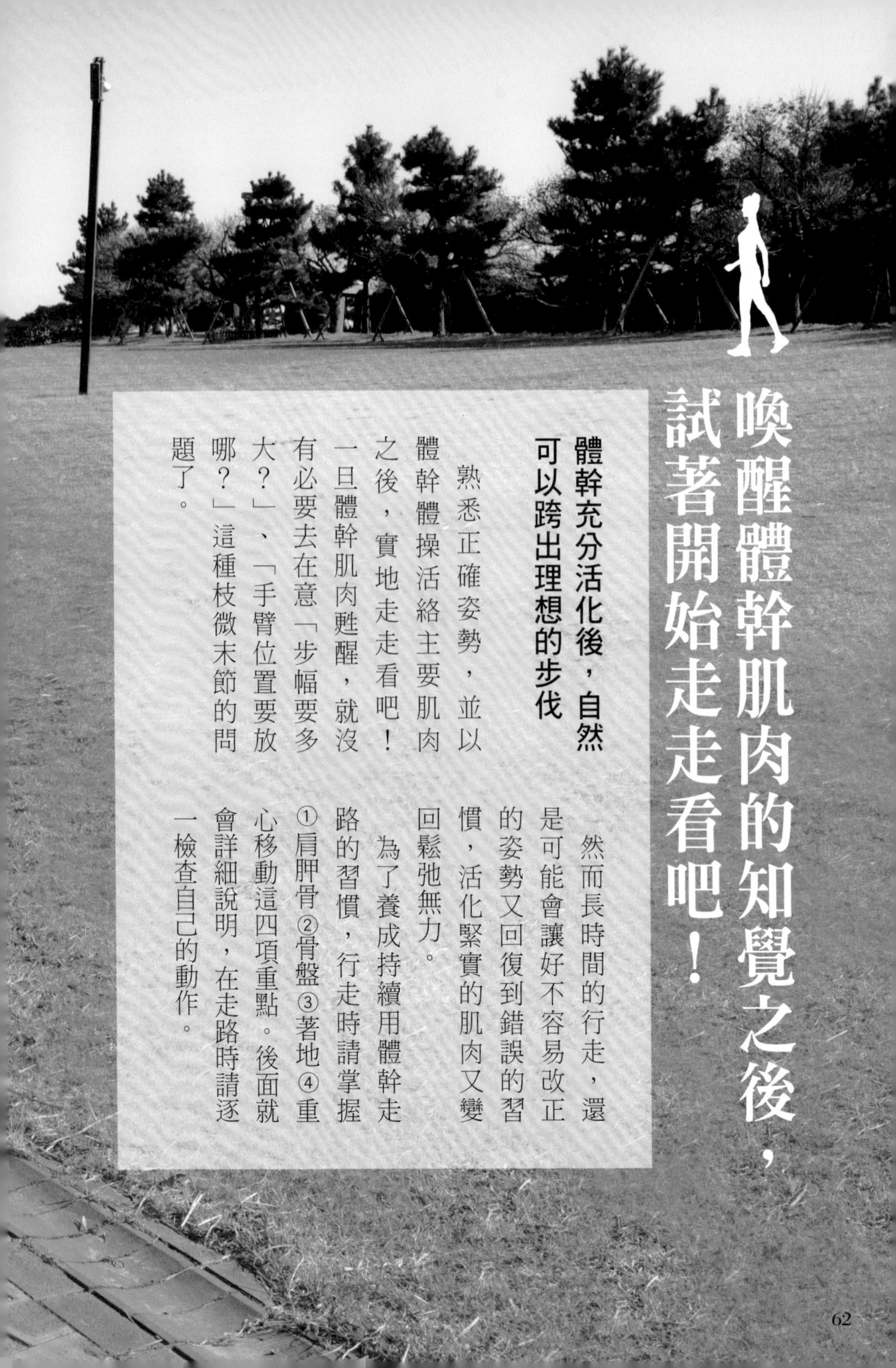

喚醒體幹肌肉的知覺之後，試著開始走走看吧！

體幹充分活化後，自然可以跨出理想的步伐

熟悉正確姿勢，並以體幹體操活絡主要肌肉之後，實地走走看吧！一旦體幹肌肉甦醒，就沒有必要去在意「步幅要多大？」、「手臂位置要放哪？」這種枝微末節的問題了。

然而長時間的行走，還是可能會讓好不容易改正的姿勢又回復到錯誤的習慣，活化緊實的肌肉又變回鬆弛無力。

為了養成持續用體幹走路的習慣，行走時請掌握①肩胛骨②骨盤③著地④重心移動這四項重點。後面就會詳細說明，在走路時請逐一檢查自己的動作。

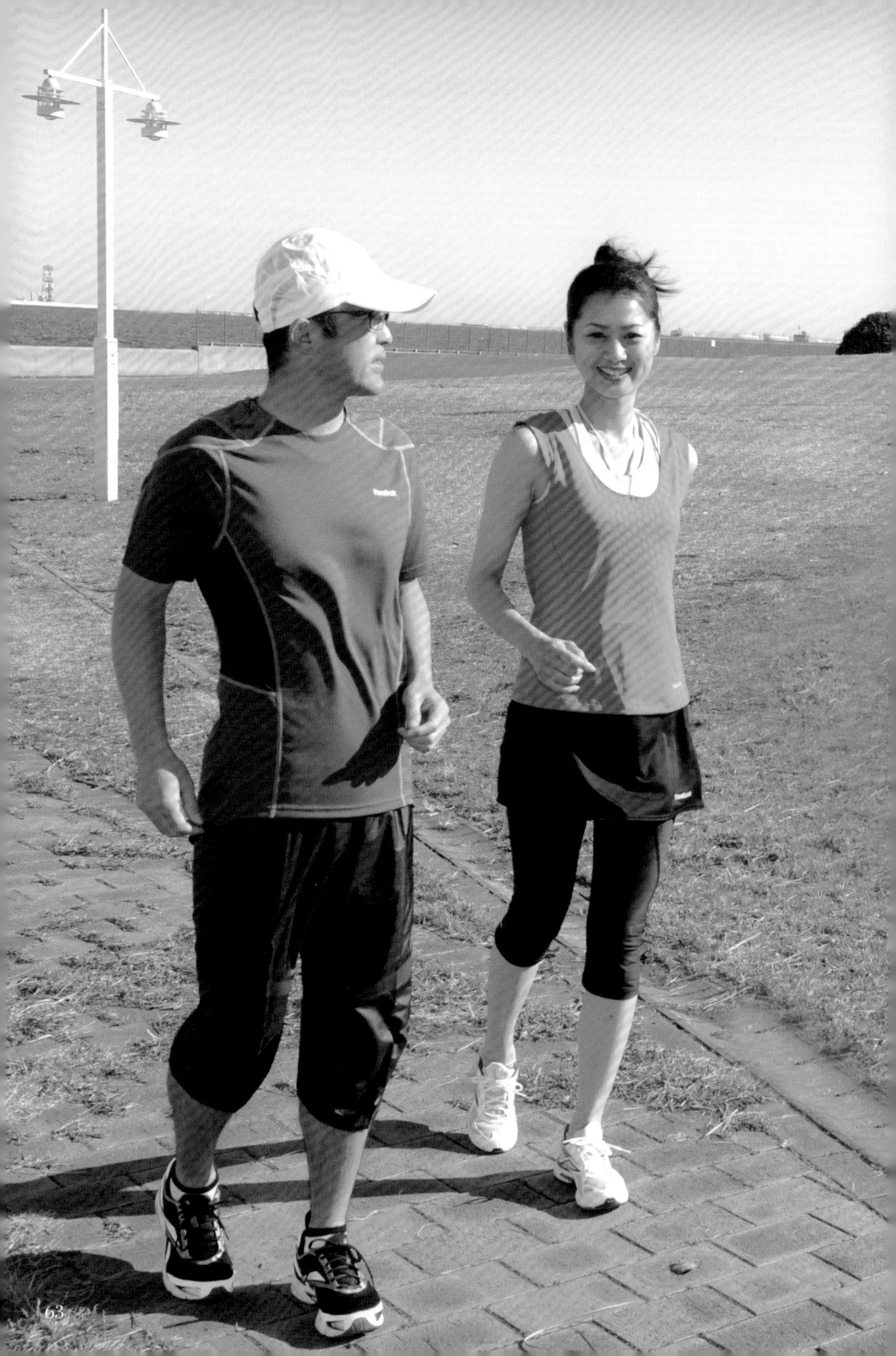

POINT 1 手臂擺動應達到牽引肩胛骨的作用

這樣的擺動方式是錯的 NG

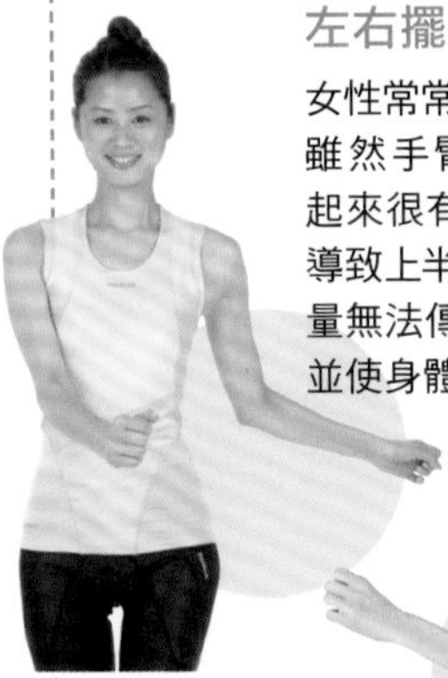

左右擺動

女性常常會這樣走路。雖然手臂左右擺動看起來很有律動感，但會導致上半身所產生的力量無法傳導到下半身，並使身體發生偏移。

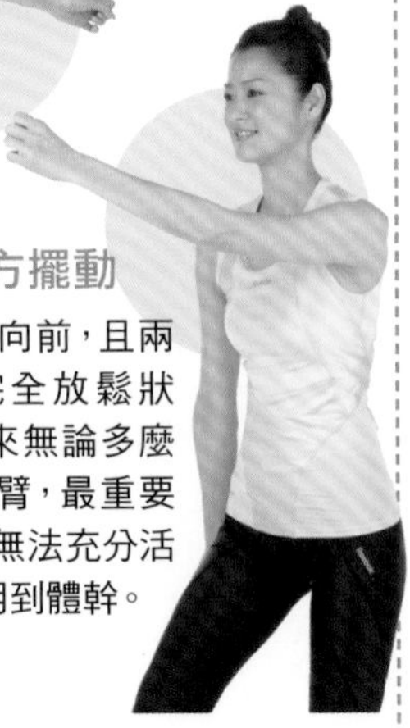

在身體前方擺動

手臂及肩膀向前，且兩肩胛骨是完全放鬆狀態，如此一來無論多麼努力擺動手臂，最重要的肩胛骨都無法充分活動，無法善用到體幹。

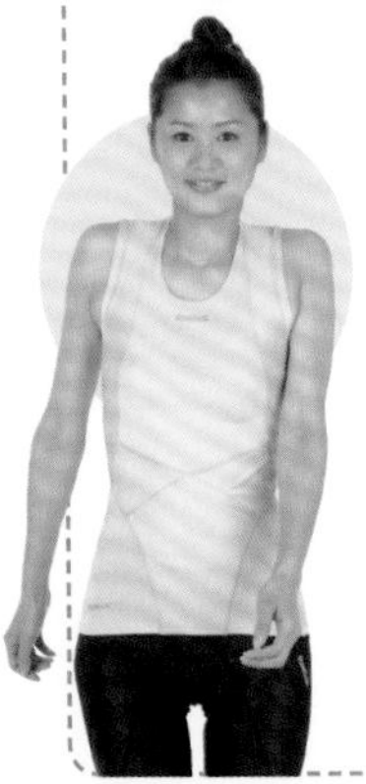

肩膀聳起

肩膀用了多餘的力量，容易造成肩胛骨周圍肌肉僵硬。需放鬆肩膀才能改善。

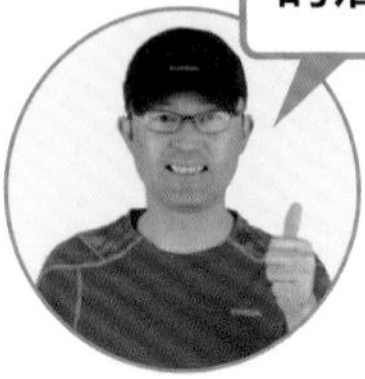

肩胛骨要好好的活動活動！

想像肩胛骨長出了翅膀

手臂的擺動必須牽引到肩胛骨的動作。可是我們在馬路上看到的行人，他們的手臂幾乎只在身體兩側與前方晃動，手臂並沒有擺動到身體後側，也就是肩胛骨完全沒力，那自然就沒辦法發揮其作用了。

以體幹走路的正確姿勢來說，手臂擺動應該是向後牽引的動作，而不僅僅是保持平衡的晃動而已。無論是走路或是跑步，讓肩胛骨協調的發揮功用會讓身體更為輕鬆，有如背後長出翅膀。

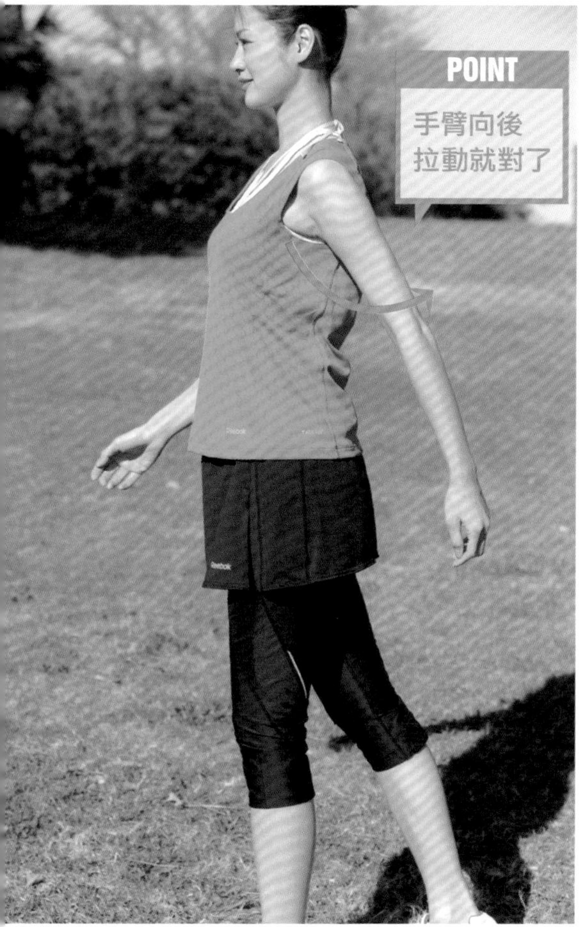

手臂有"拉動"的感覺
肩胛骨就會動作！

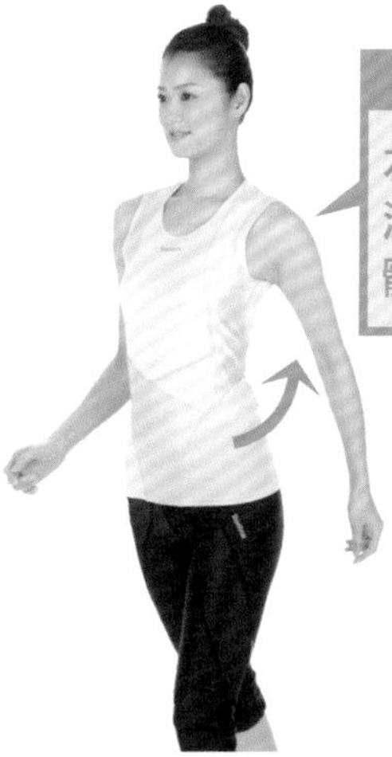

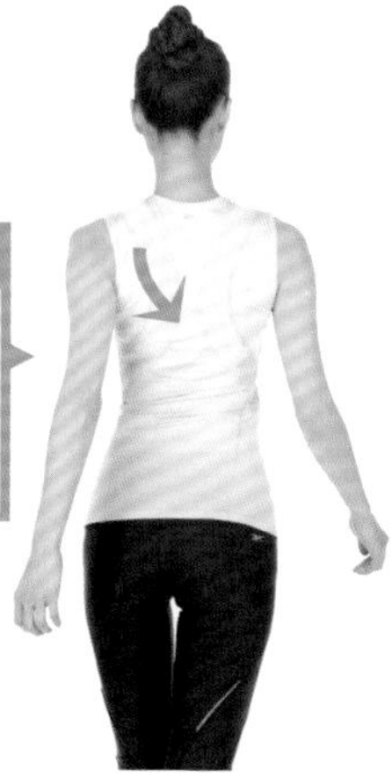

手肘不需刻意彎曲，保持輕鬆狀態即可

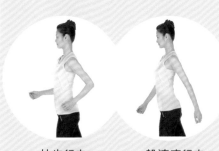

快步行走

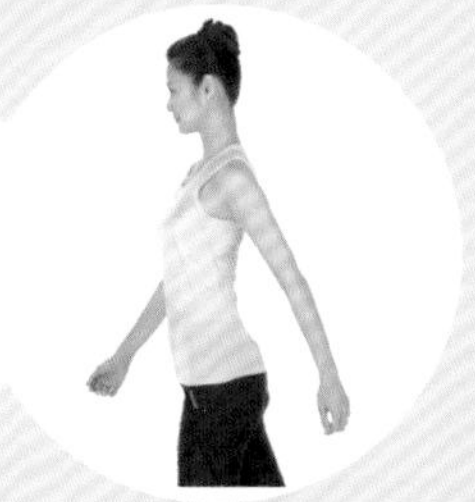
一般速度行走

經常有人問：「走路時手肘該彎曲嗎?」。事實上手肘的彎曲或伸直與前進的速度有關，或更正確來說與步伐的頻率快慢有關。試著分別在手肘彎曲及伸直的狀態下擺動手臂，會發現彎曲狀態比較容易快速擺動。因此，一般行進速度時並不需特別彎曲手肘，等到要加速前進時再彎曲即可。

POINT 2 靈活的**骨盤**可帶動腿部的動作

肩胛骨在活動時，自然帶動骨盤向前

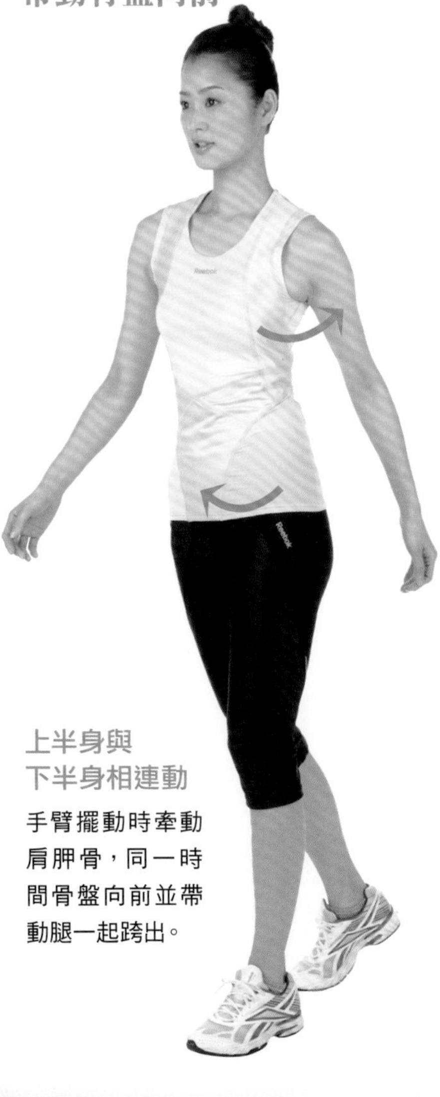

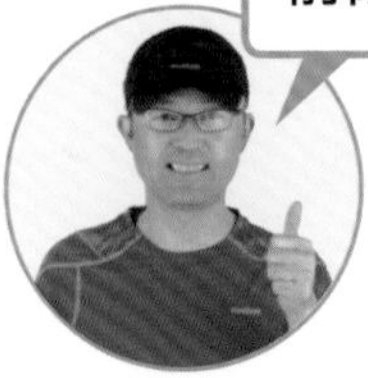

體幹熱身確實做好，骨盤就會配合活動了

從肩胛骨與手臂開始的行走動作，要傳導到下半身時，骨盤是關鍵所在。然而在走路的過程中如果太在意骨盤的動作，反而會影響整體姿勢。

只要讓骨盤前傾，腹肌及臀肌充分暖身，骨盤便會自然動作。若骨盤動作不順暢，可加強伸展骨盤附近的肌肉，使其放鬆。

走路並不是只有腳向前跨出的動作而已，而是自骨盤以下視為一個整體，配合骨盤的動作向前跨出。

上半身與下半身相連動

手臂擺動時牽動肩胛骨，同一時間骨盤向前並帶動腿一起跨出。

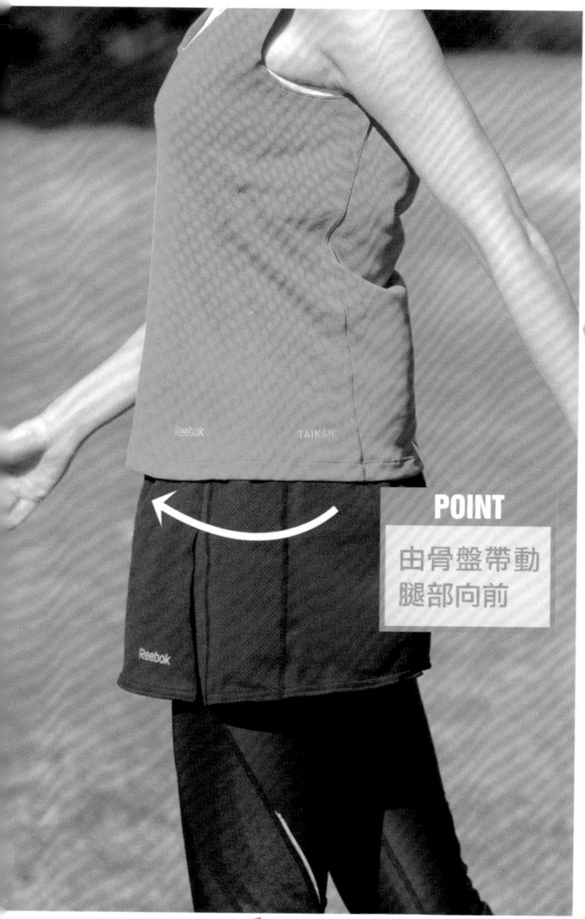

骨盤的靈活性，動一動即可確認

針對骨盤僵硬的人，可以練習以下兩個動作，來增加骨盤的靈活度。

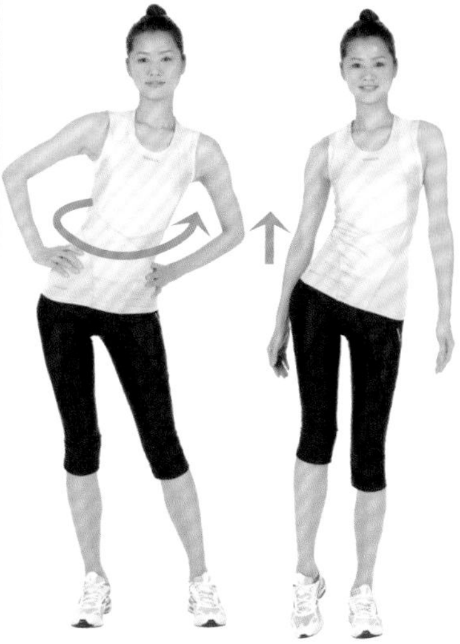

骨盤繞圈

雙手扶腰，讓骨盤繞圈轉動。重點是腰部繞圈，頭部不要晃動。

骨盤踏步

膝蓋伸直在原地踏步，將骨盤的左側與右側輪流向上提。

動作不順怎麼辦

下蹲可幫助伸展骨盤周圍的肌肉

骨盤活動不順暢，是因連接脊椎及大腿骨的深層肌（髂腰肌）僵硬所造成。如果無法順利完成上面所教的「骨盤踏步」與「骨盤繞圈」的人，必須先提升骨盤周圍肌肉的靈活動。

如右圖的前跨步下蹲動作，腰部能蹲得越低越好。

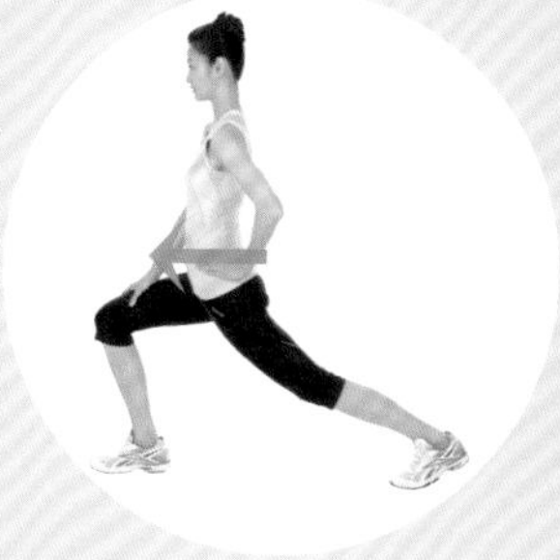

右腳向前大步跨出並將腰部降低，左腿儘可能打直，上身保持直立。左手扶在左腰使骨盤向前傾，右腳支撐身體重量，充分伸展左側骨盤周圍肌肉。完成後換邊。

POINT 3 上半身重量要迅速移到**著地**腳的正上方

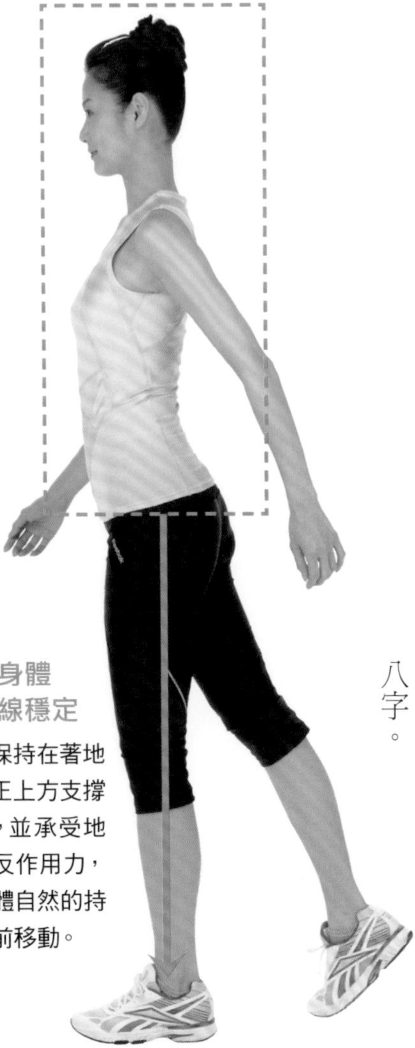
上半身保持在
著地腳的正上方
保持身體
的軸線穩定
體幹保持在著地腳的正上方支撐身體，並承受地面的反作用力，讓身體自然的持續向前移動。

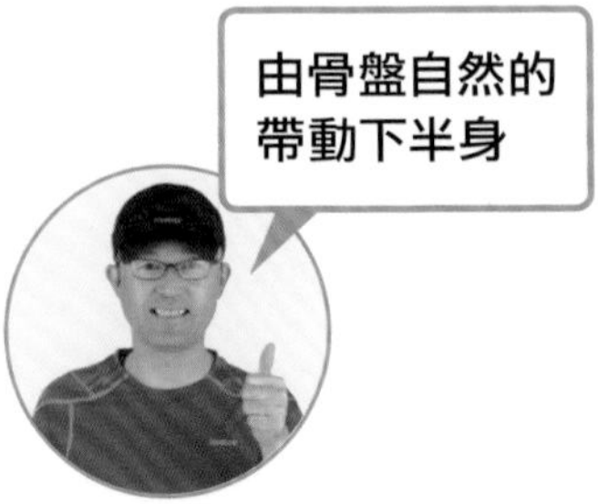

腰部彎曲的姿態無法充分利用體幹

錯誤的走路姿勢常常頭頸向前伸、腰部也彎曲，這樣無法用體幹來承接地面的反作用力。而正確使用體幹走路時，踏出步伐的腳在著地瞬間，上半身必須跟著前移，而不是腳跨出後，上半身還留在後面。

著地的腳尖如果過度朝外或朝內，將減少臀部或其他體幹肌肉的利用，因此請保持腳尖朝向正前方，不要變成內八字或外八字。

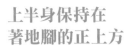

腳步歪斜可能造成痠痛

注意著地時腳尖的方向！若踏地時腳尖不是朝向正前方，有可能會增加髖關節或膝蓋的負擔而造成痠痛。

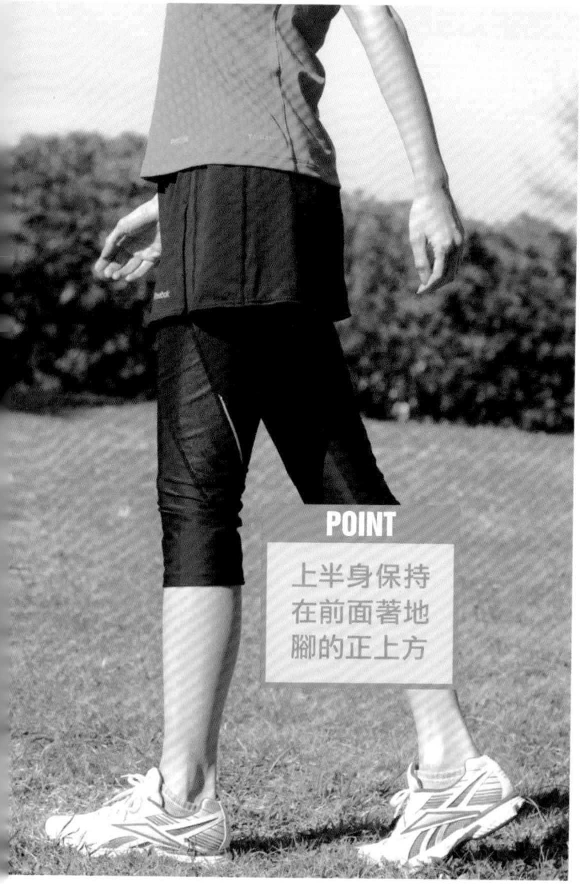
POINT
上半身保持在前面著地腳的正上方

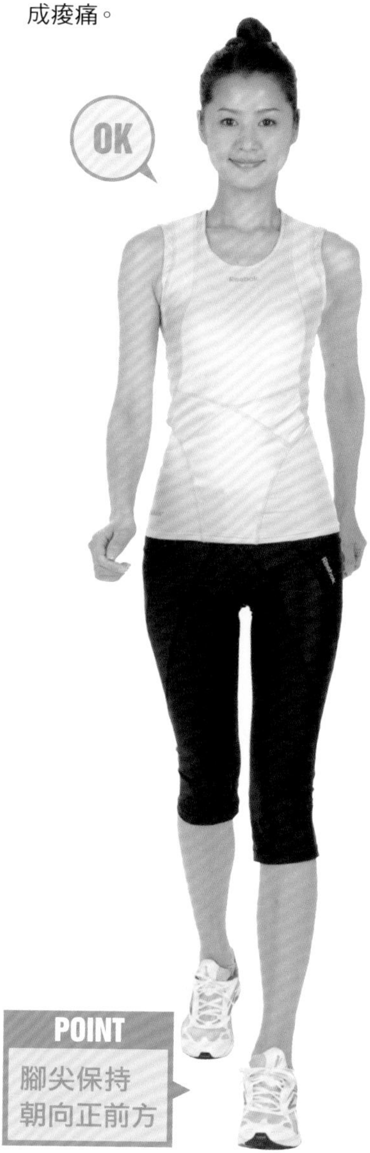
OK
POINT
腳尖保持朝向正前方

走路習慣內八或外八姿勢的人，要慢慢矯正為朝向正前方。

腳尖朝內

走路內八字，將髖關節向外拉而造成歪斜，臀部肌肉也會變得鬆弛。

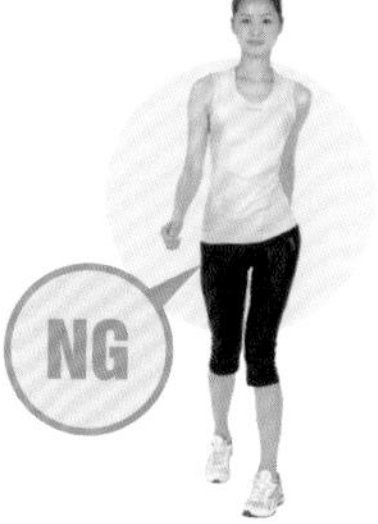

腳尖朝外

走路外八字，造成腳部肌肉額外的負擔而容易受傷。

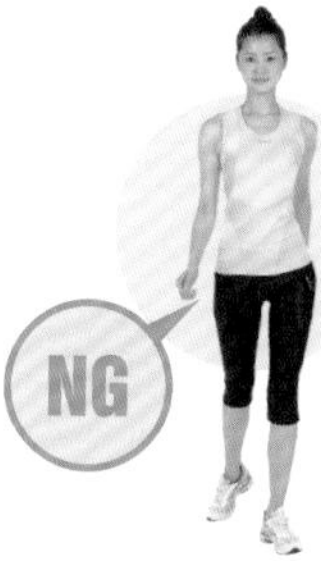

POINT 4 腳落地時的重心移動方式

以腳底板的哪一個位置承受體重？

體幹走路法的最後一個要點是重心的移動。我們現在來看看腳著地時的分解動作：腳著地的瞬間先以後腳跟接觸地面，然後力量沿著腳底板外側傳到大拇趾與拇趾球（請看左頁圖），最後拇趾球下壓地面完成動作。因此，腳底板整體的重心移動過程就是從後腳跟一路到拇趾球的移動。

在這過程中大腿內側及小腿肌肉都要確實的伸展，不要變成像第27頁講的「屈膝型走路」。此外還需注意足弓部的保護、防止拇趾外翻等問題。

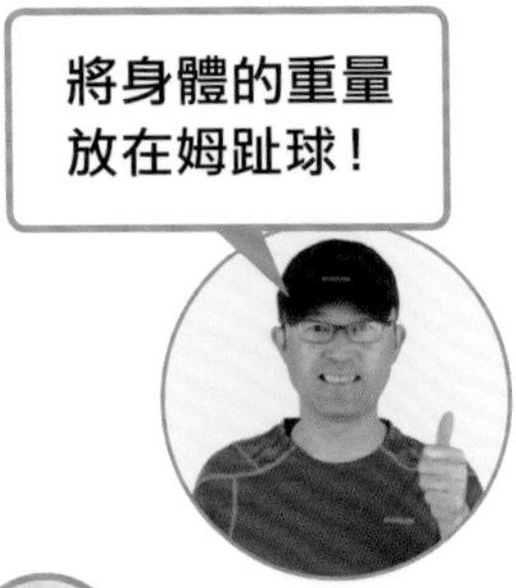

OK

正確移動身體的重心，就能踏出流暢的步伐

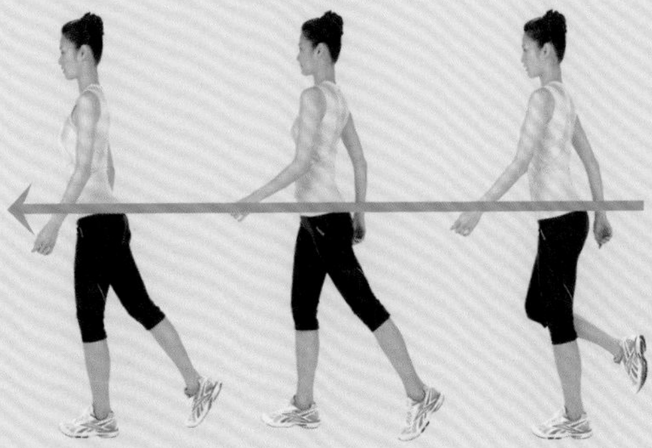

由後腳跟到拇趾球的重心移動過程，身體的高度是維持直線前進，不會忽高忽低、上下移動。腳步踏出之後，上半身立即跟進在著地腳上方，膝蓋也隨即伸直，如此的走路姿勢最優美。

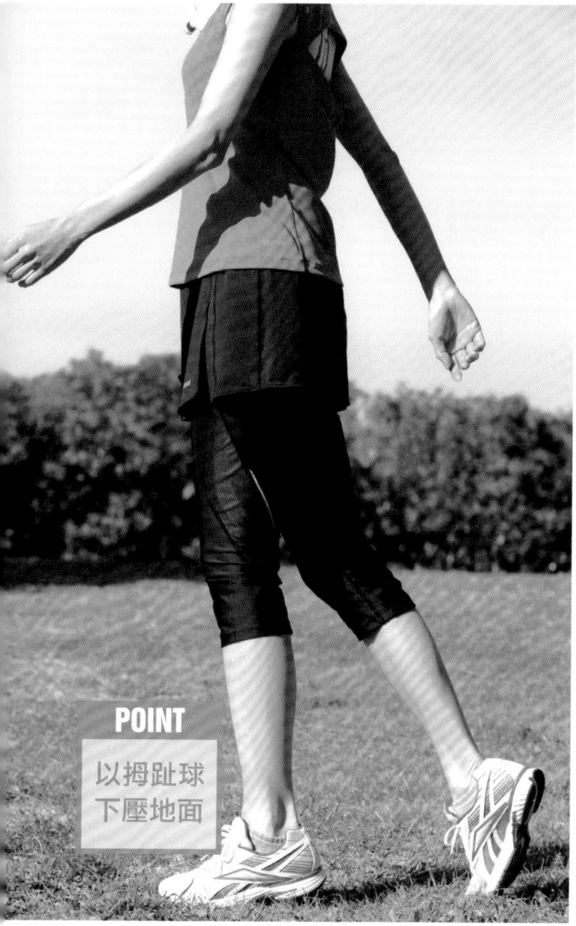

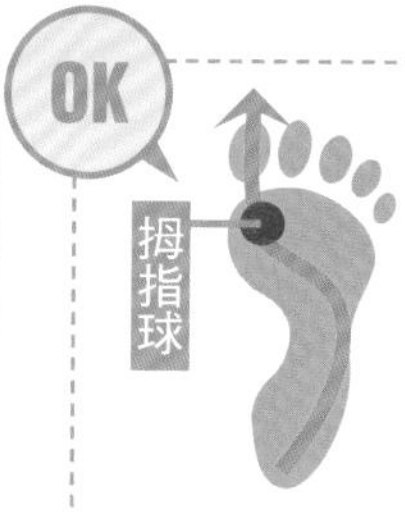

後腳跟著地，重心快速從腳緣外側往小趾方向移動，再轉向內側從拇趾球離開。

重心移動順序：①後腳跟 ②腳底板外側 ③拇趾球

要充分使用體幹，重心應該依照此順序移動。若移動軌跡偏離，會使用到錯誤的肌肉，是造成膝蓋及其他部位受傷的主因。

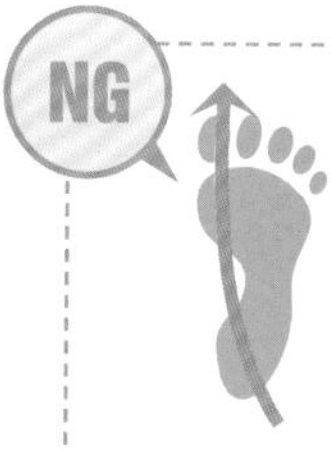

重心未通過腳底板外側而從足弓上直達拇趾球，如此僅使用到腳的內側肌肉。

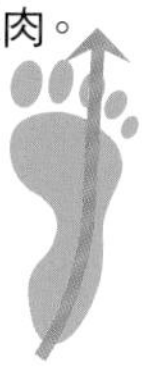

重心未通過拇趾球而從小趾離開，僅使用到腳的外側肌肉。

NG

不正確的重心移動造成步姿不穩

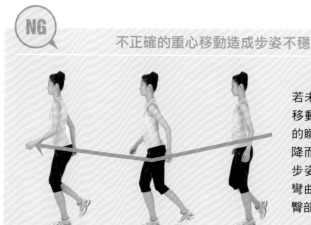

若未依照正確的重心移動方式，在腳著地的瞬間會使得腰部下降而形成上下擺動的步姿。並且因為膝蓋彎曲，無法確實利用臀部及腹部肌肉。

Special
對談
with

跑步內科醫師◉岡野 裕先生

體幹走路法
帶領國人走向健康

岡野裕先生是內科醫師，同時也是一名優秀的跑者，
本訪談以醫生的立場探討走路運動的重要性，
究竟何種走路方式可以預防生病、促進健康愉快的人生呢？

走路是養成運動習慣的捷徑

金 岡野先生是專業內科醫師，我們因為同樣熱衷於跑步而結識。您參加過許多國內外的競賽，我想請問當初您是怎麼開始跑步的呢？

岡野 大概是從40幾歲的時候開始的！當時體重比現在重10公斤以上，心想「這下不妙了！」於是就開始跑步，結果就因此產生濃厚的興趣，不到一年就參加了全程馬拉松比賽，此後便對跑步深深著迷了。

金 當時有任何運動的經驗嗎？

岡野 學生時代喜歡運動，但成為醫生之後幾乎完全沒有，這也是變胖的主因。由於日常缺乏運動，造成每年體重增加約1公斤，照這樣推算，十年增加10公斤也是必然的結果。

金 雖然您本身因為跑步而成功減重，但對於有慢性疾病的人，突然想要開始跑步，您的看法是？

岡野 有高血脂、高血壓或糖尿病的人都有心肌梗塞的風險，平常不運動的人若貿然開始跑步是很危險的。我建議從低強度，

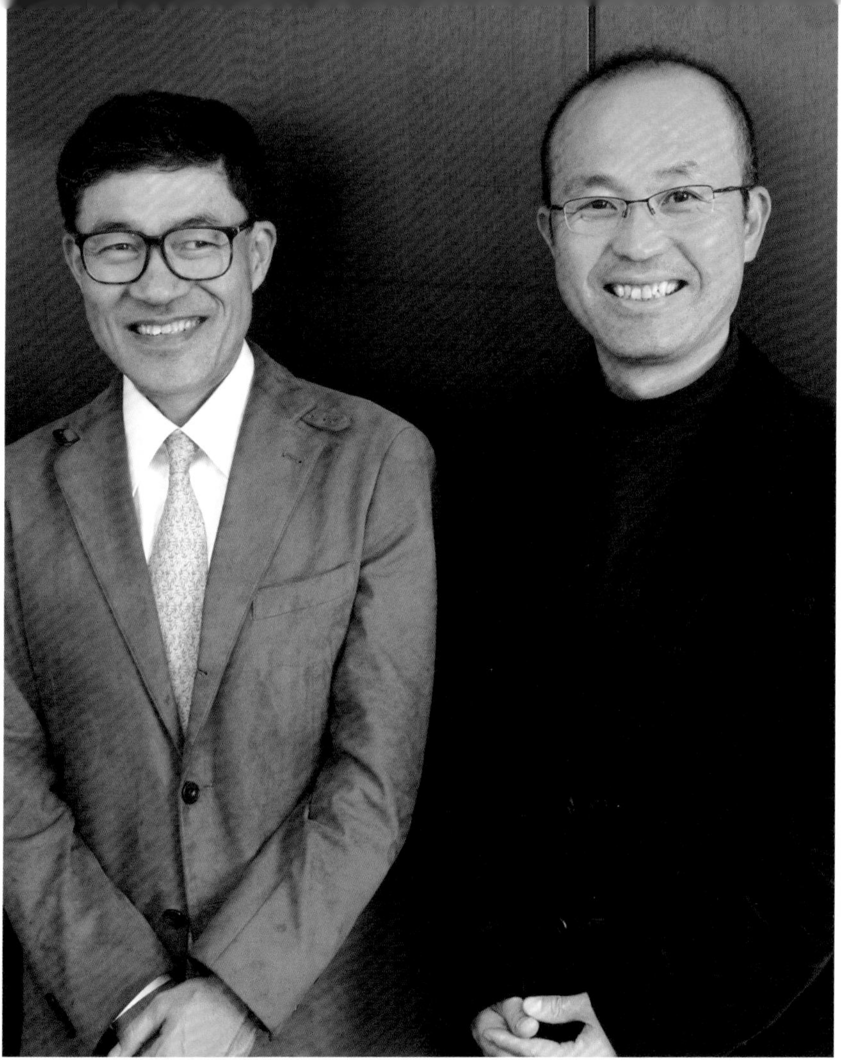

對身體負擔較小的運動開始，再慢慢增加強度。

金 那麼，走路顯然是最合適的入門運動了。

走路運動可建立體能的基礎

岡野 之前曾聽說奧運選手也採用走路方式的訓練⋯⋯

金 高橋尚子選手（譯註：雪梨奧運女子馬拉松金牌）正採用此種訓練方式。在賽前訓練正式開始之前，約三日一次進行馬拉松距離的走路訓練，藉此建立體能的基礎。充分的體能基礎可以預防運動傷害的發生與失常的表現。

“想跑步的人一定要先認清楚學會正確走路的重要性”

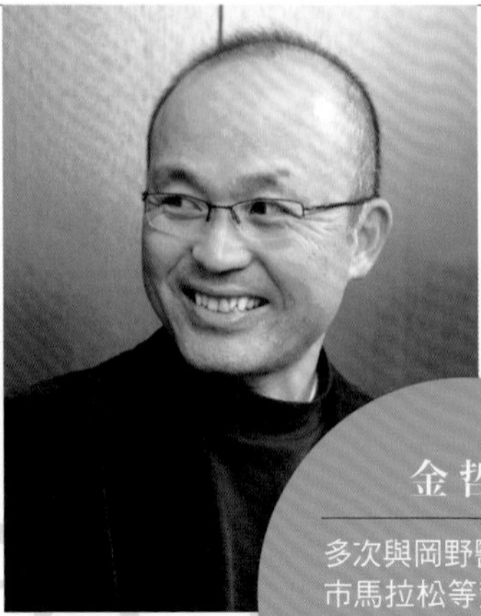

Tetsuhiko Kin

金哲彥

多次與岡野醫師在紐約市馬拉松等競賽相遇，對於岡野醫師以醫學角度解說跑步的方式感到興趣濃厚。

岡野 近年因為馬拉松比賽變熱門了，貿然就開始跑步的人急遽增加，如此逞強跑步是不太好的事！

金 是啊！即便是以參加馬拉松為目標的人，最好也能從走路運動開始訓練！

每天從走一到兩站公車的距離開始

岡野 運動對於維持健康實在是非常重要。根據統計，肥胖但持續運動的人與體重正常卻不運動的人相比，竟然是前者的死亡率較低。一般人對於代謝症候群的預防，大多都著眼於體重的控制，其實安排適當的運動更重要。

金 以保持健康為目的的話，走多少距離才夠呢？

岡野 理想狀態下每周約需消耗一千大卡，換算每日的走路距離約為2～3公里即可，差不多是公車一站到兩站的距離。

金 平常沒在運動的人，如果走長路，容易造成腰部或膝蓋痠痛。因此先從短距離開始走比較好。

岡野 是的，走路也應該從慢慢走開始，以後再加快速度。同時也要提醒一下要注意身體的反應。舉例來說，在冬天突然外出到寒冷的室外時，血壓急遽上升會造成心臟負擔，因此要注意保暖。

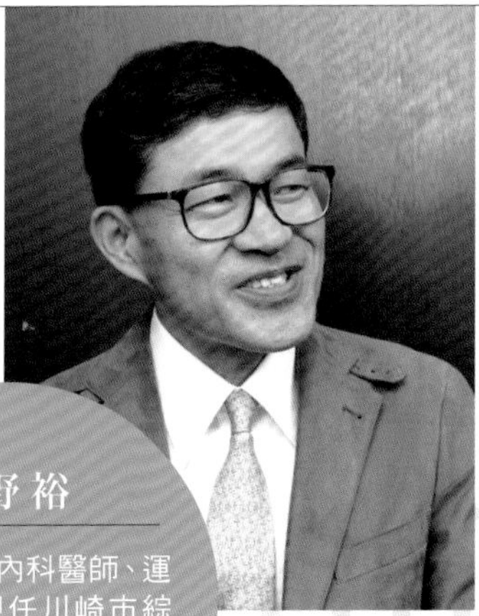

Yutaka Okano

岡野 裕

醫學博士、內科醫師、運動醫師，現任川崎市綜合病院風濕科部長。40歲開始從事跑步運動。

> 體幹走路法的效果非常好，而且不會對身體造成負擔

體幹走路減少身體負擔

金 我在這本書裏特別強調要運用體幹來走路，您的看法如何？

岡野 充份利用體幹是非常重要的！除了不容易跌倒之外，也能保持骨質預防骨折。而且由於大肌肉集中於體幹，走路時可消耗大量能量，促進血液循環通暢。

狹心症（冠狀動脈心臟病），是因為心臟周圍的冠狀動脈狹窄所造成的，像體幹走路這種溫和的有氧運動，可以擴張心臟周圍的血管，對維持健康是有很大幫助的。

金 專為跑步而設計的訓練對於一般人而言負擔太重，因此本書專門介紹適合大眾的走路運動，希望透過本書幫助大家了解體幹的重要性。

醫師的建議！
健康走路的注意事項

1. 初學者應從 10~ 15 分鐘開始，切勿逞強。
2. 寒冷氣候時需注意保暖。
3. 若有肌肉或其他痠痛，應休息至恢復再繼續。
4. 病患應與醫師充分討論。
5. 選擇空氣品質較好的場所。

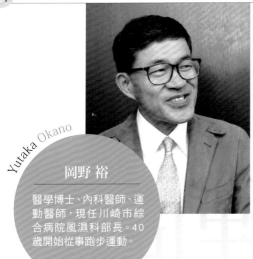

（ 專　　欄 ）

選擇季節合宜、舒適的裝備

依照走路條件選擇適當的服裝

在穿著上，選擇適合季節的服裝。夏季時應該選擇排汗易乾的材質，且為了預防脫水等症狀，最好攜帶運動飲料，並隨時補充水分。冬天則可穿戴手套、毛帽作為禦寒衣物。此外在夜間行走時，可穿著反光材質衣物以避免無謂的交通事故。

隨身物品集中放置於運動背包

雖然走路是隨時隨地都可進行的運動，即使在通勤時手上拿著公事包也不礙事。但若想要專注地好好走路，為了使手臂能充分擺動，最好還是使用能夠收納隨身物品的背包。在運動專賣店可買到跑步或走路適用的背包或腰包，要預先準備齊全。

[走路運動的常用隨身用品]

依季節或需要來準備

夏季準備帽子及太陽眼鏡遮陽用；冬季則穿戴帽子及手套禦寒。準備方便攜帶與取用的提掛式水壺，以便隨時補充水分。

長距離步行建議用背包來放置隨身物品。在安全無慮的情況下亦可使用隨身聽，增加走路的樂趣。

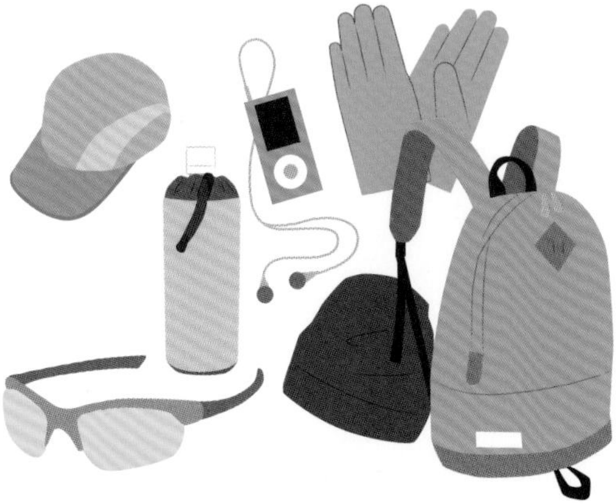

第 4 章

體幹走路法更上一層樓

本章是為已經養成運用體幹走路習慣的人
介紹的進階走路方法，
在身體狀況良好與天氣適合的時候不妨試著挑戰看看，
為您的走路人生注入更多活力。

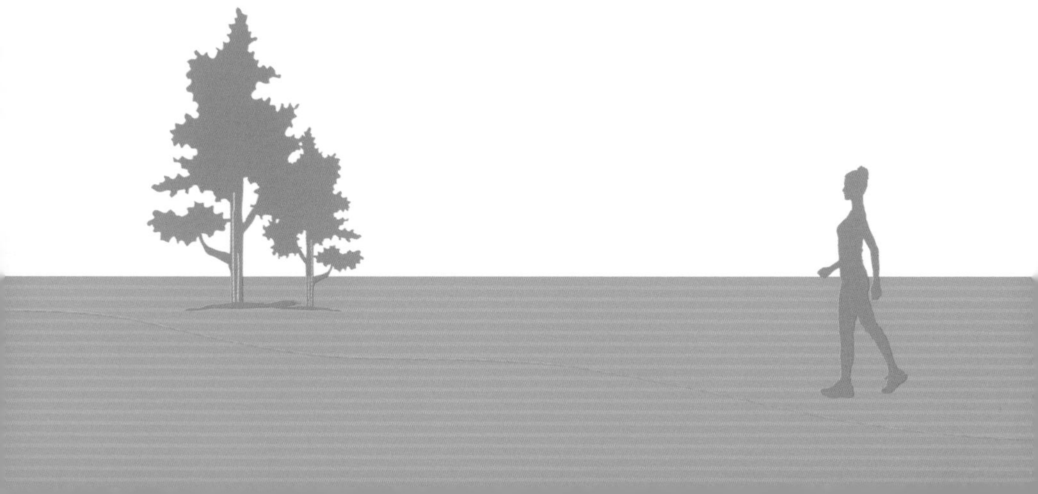

增加負荷
體幹會變得更強壯

熟悉基本的體幹走路法之後，可再嘗試變化一下

學會體幹走路法的下一步就是開始訂定走路計畫，例如每天走30分鐘，以合理的目標來徹底實行。

等到您已經將體幹走路法融入日常習慣中，就可以進一步嘗試增加負荷，例如利用階梯或斜坡，或是增加時間長度，以不同的方法增強肌力、耐力，讓效果加乘。

事實上，馬拉松跑者也會利用斜坡衝刺、長時間跑步等作訓練。比起一成不變的訓練課表，富有變化且不斷追求進步的練習方式更能顯著提升體能。

同樣的道理在走路也適用，剛開始或許會感覺非常困難，但只要堅持一下，在一段時間的努力之後就會逐漸覺得輕鬆了！甚至在熟悉後，會想更進一步進入跑步的領域。

不過為了避免增加負荷可能造成的傷害，請務必要先依照第96～99頁做暖身與緩和運動。

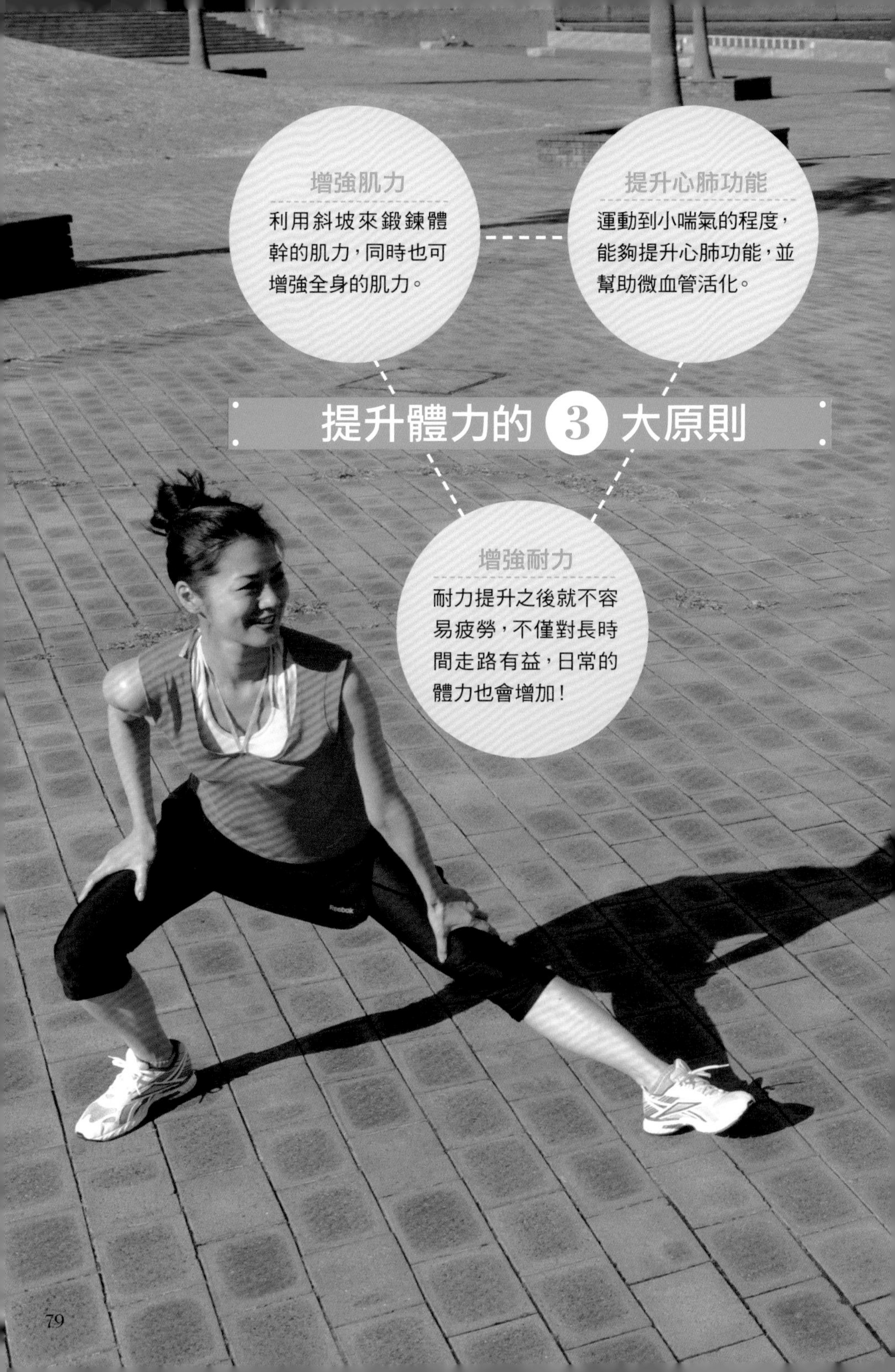

提升體力的3大原則

增強肌力

利用斜坡來鍛鍊體幹的肌力，同時也可增強全身的肌力。

提升心肺功能

運動到小喘氣的程度，能夠提升心肺功能，並幫助微血管活化。

增強耐力

耐力提升之後就不容易疲勞，不僅對長時間走路有益，日常的體力也會增加！

讓身體充分駕馭體幹 爬樓梯訓練

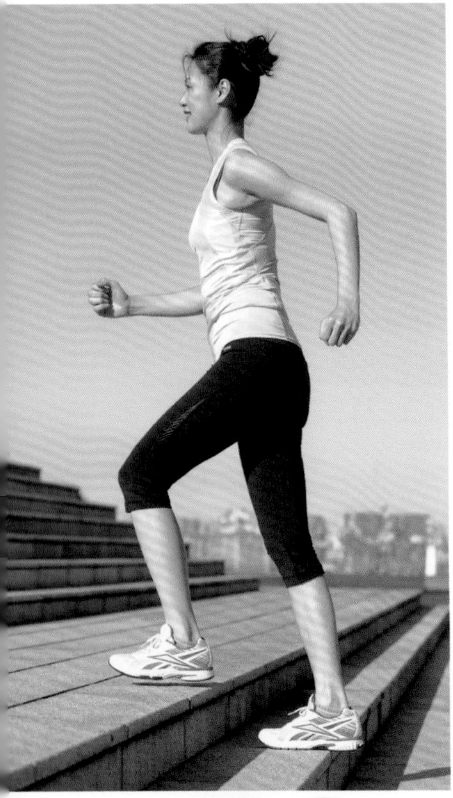

挺直身體軸心 一步一步爬樓梯

雖然大多數人都不喜歡爬樓梯，但不可諱言，爬樓梯確實是最容易做到的運動！不論是在公司大樓或是在公共空間，都可藉由爬樓梯來鍛鍊體幹。

爬樓梯時善用體幹的訣竅是，抬腳踏步時配合骨盤的動作，臀部收緊向前踏出而帶動腰部向前，隨時注意身體後側肌肉收緊並保持上身挺直。目光水平直視前方。若目光向下的話容易造成腰部下彎。

踏步時應該整個腳掌連同後腳跟確實踏上階梯，若僅腳尖踏上的話，小腿就必須承受較大的體重負擔。在通勤途中遇到有階梯的地方，就來練習一下吧！

效果

- 增強肌力
- 提升心肺功能
- 臀部緊實上提

運用體幹走樓梯的正確方法

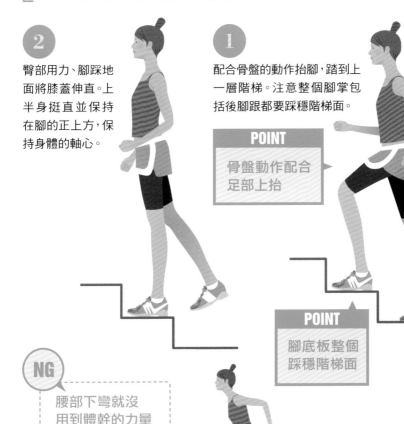

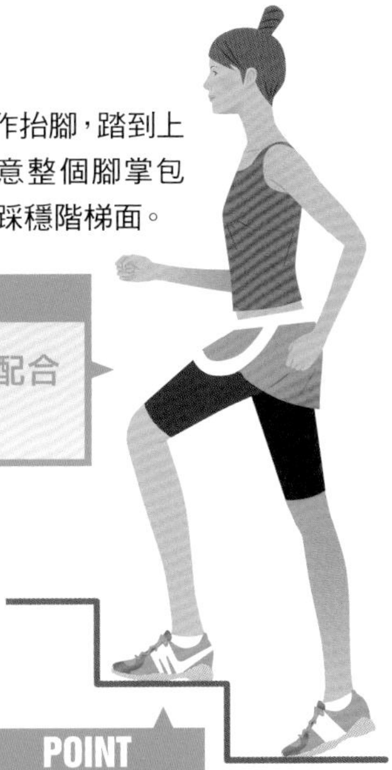

1

配合骨盤的動作抬腳，踏到上一層階梯。注意整個腳掌包括後腳跟都要踩穩階梯面。

POINT

骨盤動作配合足部上抬

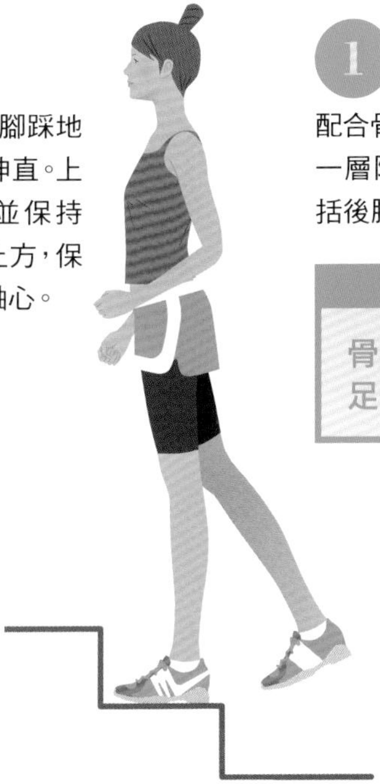

2

臀部用力、腳踩地面將膝蓋伸直。上半身挺直並保持在腳的正上方，保持身體的軸心。

POINT

腳底板整個踩穩階梯面

NG

腰部下彎就沒用到體幹的力量

頭頸前伸、腰部下彎的姿勢，無法善用體幹力量，反而增加大腿前側的負擔。

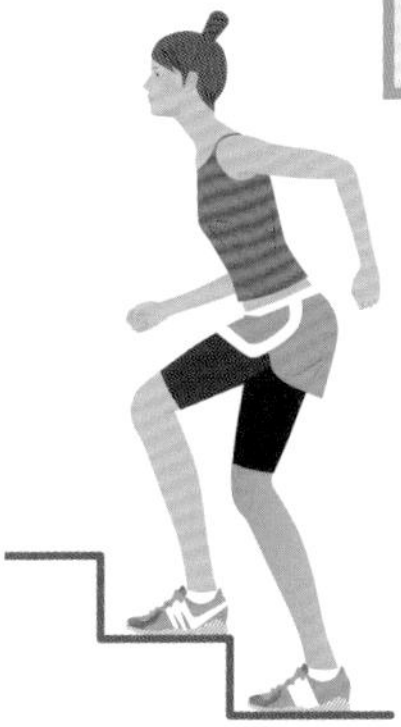

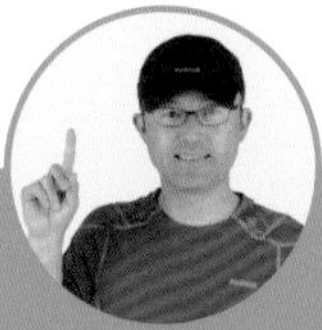

推薦給！

- 想燃燒脂肪的人
- 想要短時間見效的人
- 大腿容易疲勞的人

利用階梯訓練，即使是短時間、短距離依然可以達到讓心跳率上升，燃燒脂肪的效果，並可訓練到臀部、大腿後側等肌肉。踏上階梯的每一步都能夠鍛鍊體幹，因此每一步都要保持正確姿勢。

加強踏步的力道以強化體幹－爬坡訓練

藉由爬坡訓練，增強負重能力

斜坡也經常被拿來做訓練之用。爬坡時，由於只靠腳的前半部支撐身體重量，可以有效鍛鍊鬆弛的體幹肌肉。

爬坡訓練可以使用比平地走路時小一點的步幅，利用體幹確實一步一步踏穩。體能較弱的人，如果跨的步幅過寬，會造成頭腳在前，臀腰卻跟不上的狀態，姿勢就走樣了。

腳步著地時用後腳跟先接觸地面，再伸直膝蓋前進，可以讓腳底板整個接觸地面，使步伐變得更有力量。

下坡時亦使用比平地走路較小的步伐，保持與平地走路相同的姿勢，不要讓腰部往後拉而導致身體向前屈。

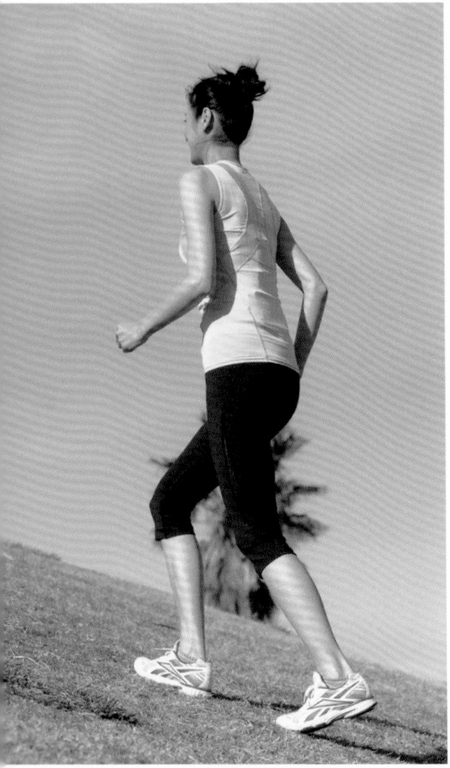

效果

- ▶ 增強肌力
- ▶ 使心跳率增加，提升耐力
- ▶ 促進血液循環

藉由增加負荷而提升體幹機能

1

爬坡時保持步幅穩定，步幅不要過寬，身體可稍稍前傾，注意保持腰部穩定，切勿使上半身前屈。

POINT

使用較小的步幅

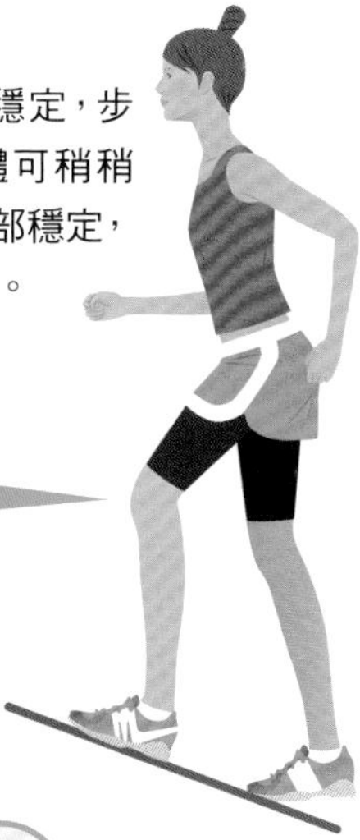

2

踏出步伐後伸直膝蓋，將身體重心移動到前腳的正上方，整個腳板踩在坡面上。

POINT

體重支撐於前腳的正上方

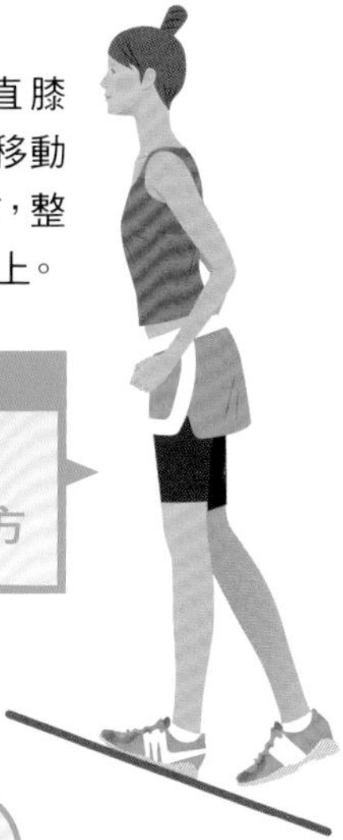

NG 下坡也要注意步幅

步幅太寬會造成高低落差過大，腰部會向後保持平衡，使得下坡像是一直在踩煞車，不僅費力，還會增加腳部負擔而容易導致受傷。

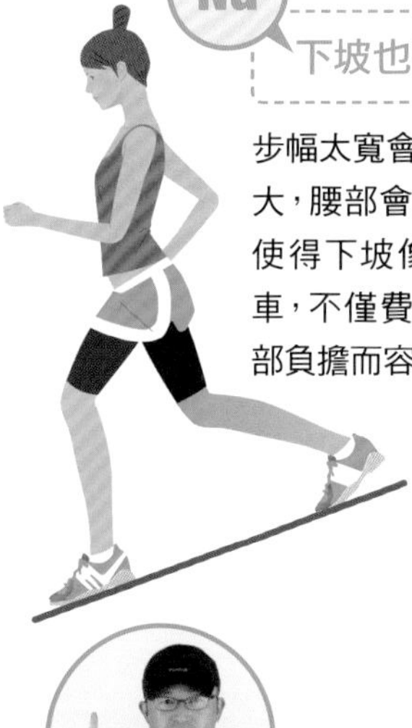

NG 步幅太寬使得腰部下彎

步幅太寬造成頭及腳部向前，臀部卻跟不上的姿勢，此時體幹無法發揮功能，容易造成疲累。

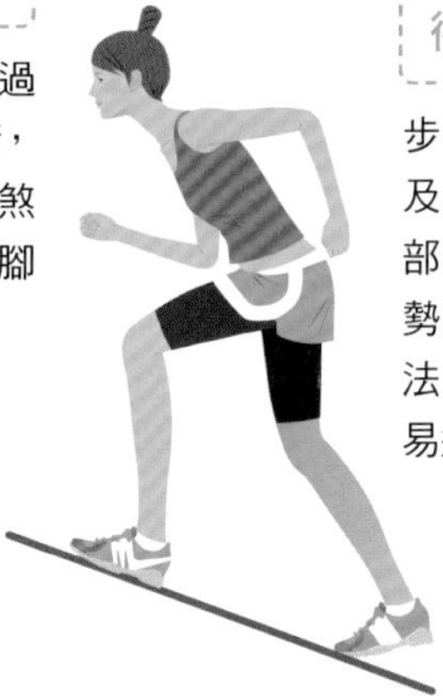

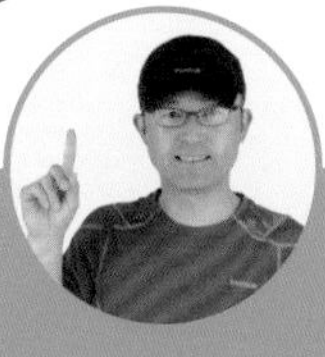

推薦給！

- 有代謝症候群風險的人
- 想要提高運動效果的人
- 血液循環不良的人

爬坡跟爬樓梯相比，爬坡在提高心跳率的效果比較好。適度提高心跳率可強化血管，預防代謝症候群的發生，但心臟虛弱的人需注意不要逞強。

長時間、連續性的輕度負荷－LSD 走路

促進微血管機能，具有美肌的效果

LSD是英文「Long Slow Distance」的縮寫，表示長時間、輕鬆慢速且長距離的走路練習法。比平常走路的步調更平緩，但要連續走一個半小時到兩個小時以上。

持續進行輕度負荷的長時間行走，可強化足部及腰部的下半身肌肉、進一步發達末稍微血管，而提升有氧運動能力，達到燃燒脂肪的效果。這種方法藉由身體活絡可增加肌膚的供氧量而達到美肌效果。

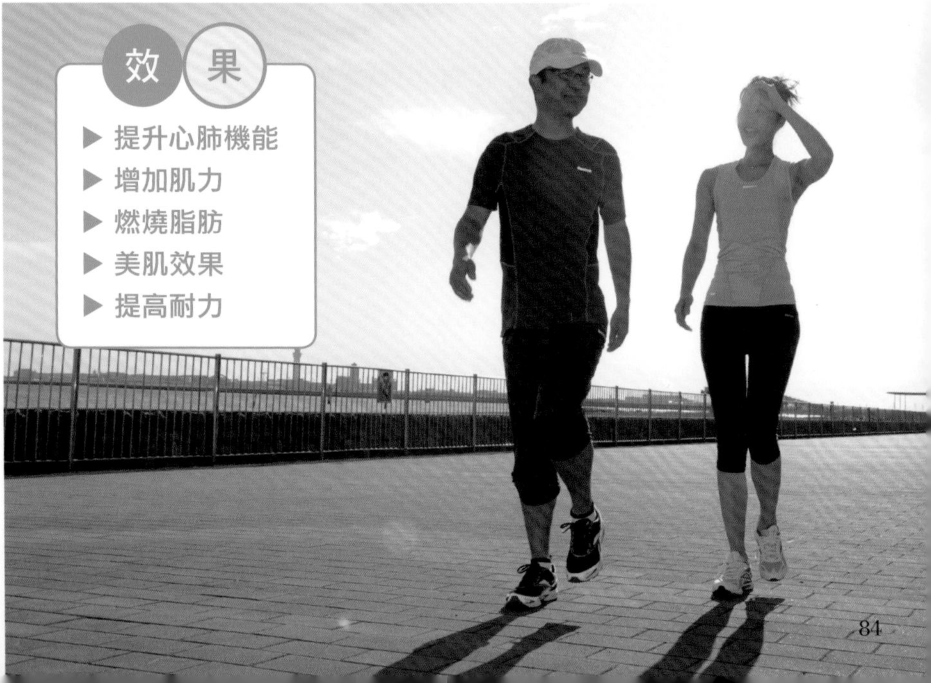
效果
▶ 提升心肺機能
▶ 增加肌力
▶ 燃燒脂肪
▶ 美肌效果
▶ 提高耐力

固定速度連續走 90 分鐘

效果 提升的重點

走走停停的方式無法達到效果！

逛街購物雖同樣是長時間走路，但是走一會兒就休息一會兒的方式是沒有效果的，必須連續且專注的走路才行！

冬天穿著請用洋蔥式穿法

寒冷的冬天應穿著方便一件一件穿脫的衣物，最初以禦寒外套或手套防寒，等到體溫上升再逐一脫下，並隨時調整。

夏天要確實補充水分！

在酷熱的夏天長時間走路必須小心脫水，隨時補充水分或者運動飲料，在喉嚨感到乾渴前就應該適時補水。

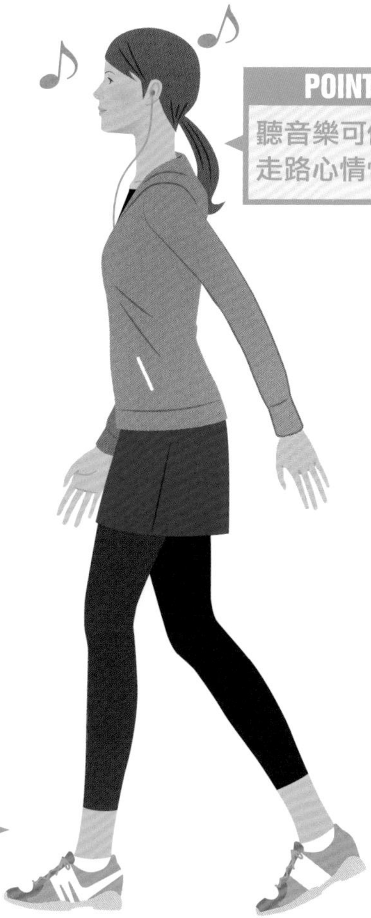

POINT
聽音樂可使
走路心情愉悅

POINT
雖然是慢慢走，
但仍需注意體幹

在無安全顧慮的情況下建議可邊走邊聽音樂，讓長時間的走路不至於沈悶。

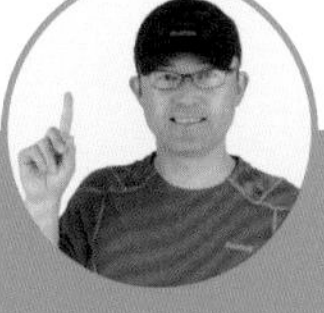

推薦給！

- 想要塑身的人
- 想消除壓力的人
- 想增加心肺耐力的人

LSD長距離漫步的最大魅力在於心理層面的效果，因為負荷較輕不但不會增加壓力，反而可以消解壓力。空閒時間不多的人，也可以利用下班或放學後的輕鬆時間試試看。

提升走路的技巧！
快步走

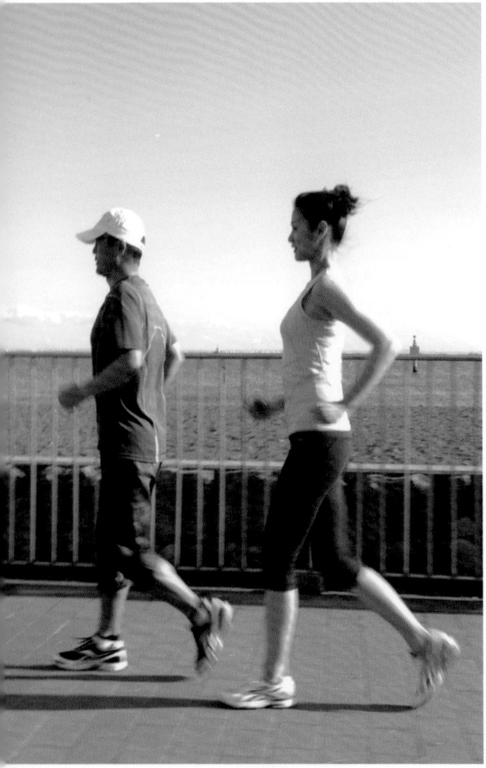

注意體幹姿勢，增加步伐頻率

快步走除了速度比平常快之外，需特別注意步幅，若是勉強加大步幅，注意力就會放在腳向前跨出的動作，反而造成腰部後收而忽略了體幹的正確姿勢。

快步走是加快腿部的步伐跨步頻率，並仍然保持體幹走路的標準姿勢。將手肘微彎增加手臂擺動的頻率，腳步自然也就會加快，甚至可以達到有如競走比賽一樣的速度。

使用體幹快步走能夠增強全身的肌力，並提升新陳代謝使身體轉為不易變胖的體質。想減肥卻總是無法降低體重的人，可利用這個方法提高基礎代謝率。

效果

- 貫徹體幹走路的姿勢
- 提升肌力與基礎代謝率
- 提高循環系統功能

有規律的增加步伐頻率

效果提升的重點

像競走一般行走

競走並不是小跑步，而是將膝蓋及髖關節伸直，兩腳不會同時離地。

別忘了手肘的擺動

快步走時如果上身向前傾，是無法正確使用體幹的。請注意手肘的擺動與肩胛骨動作的配合。

呼吸不順時將速度降低!

當心跳太快或喘不過氣的時候就放慢速度，稍微恢復再慢慢增加速度。

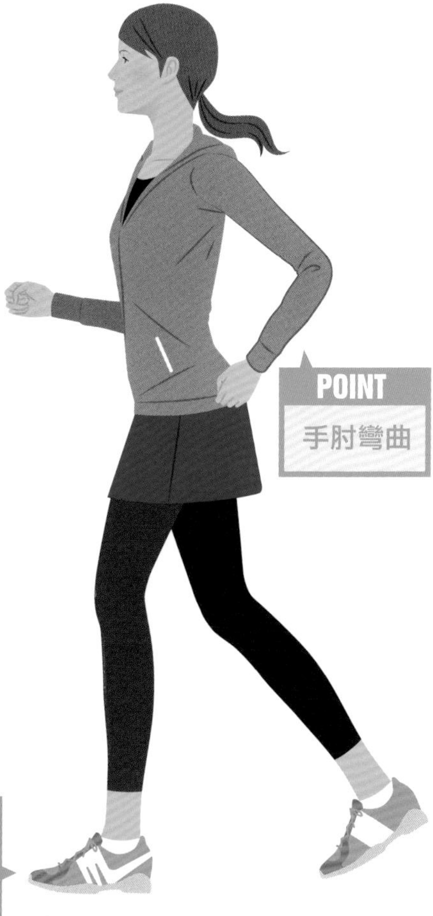

POINT
手肘彎曲

POINT
增加步伐頻率比增大步幅重要

步幅不需刻意加大，只要將重心放在前腿的正上方，手肘彎曲並加快手臂擺動頻率，步伐頻率即會隨之加快。

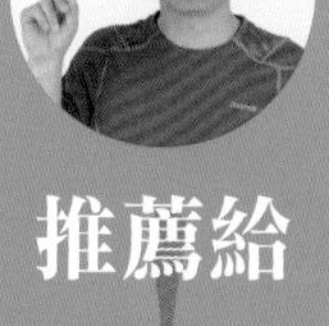

推薦給!

- 容易發胖的人
- 想提高走路技巧的人
- 想增強肌力的人

快步走必然會使用到體幹的大肌肉群，對於想提高體幹走路技巧、增強肌力以及塑身的人，最適合快步走了。

適合想進一步挑戰慢跑的人－走跑

從 5 分鐘的慢跑開始

從走路中感受到樂趣而開始想要跑步的人，可別倉促的就跑起來了，我建議可以先從「走路與慢跑交替進行」的走跑方式開始。

此時的重點在於慢跑的速度，大部分的人大概只會說「沒問題～跑吧！」就以全速衝刺，通常不久便精疲力竭、氣喘吁吁了。

慢跑的速度只要比平常走路速度稍快即可，即使以緩慢的步調慢跑，也能達到比走路更好的運動效果，提升肌力及心肺功能。

慢跑的時間可以從 3 到 5 分鐘開始，再依照可承受的強度逐步增加時間。

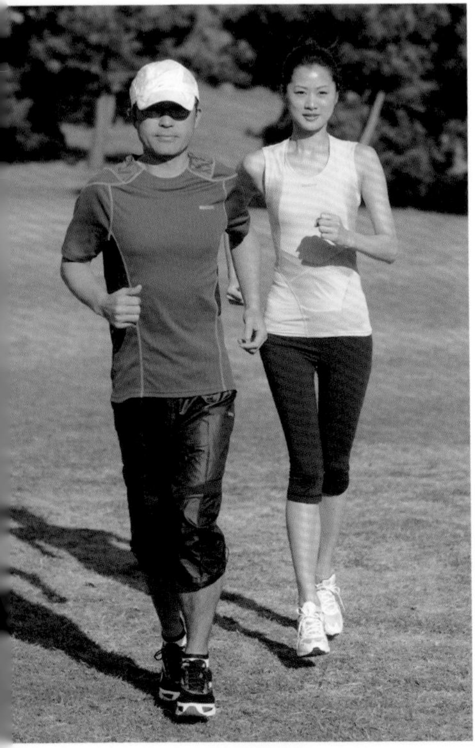

效果

- 提升心肺功能
- 提升有氧能力
- 慢跑加入了跳躍的動作，可刺激骨頭與肌肉

在走路的過程中加入慢跑

對於平日即有規律走路運動的人，並不需要增加整體的運動時間，只需在走路的過程中交替慢跑約 2~3 分鐘即可達到給予身體刺激的效果。切勿過度逞強，原則是「撐不下去就用走的」。

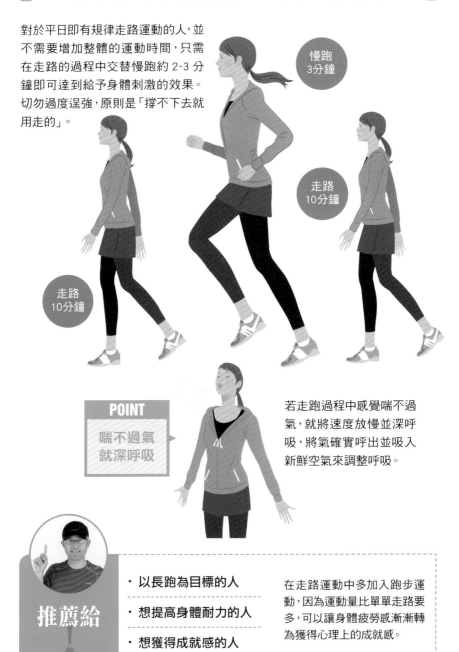

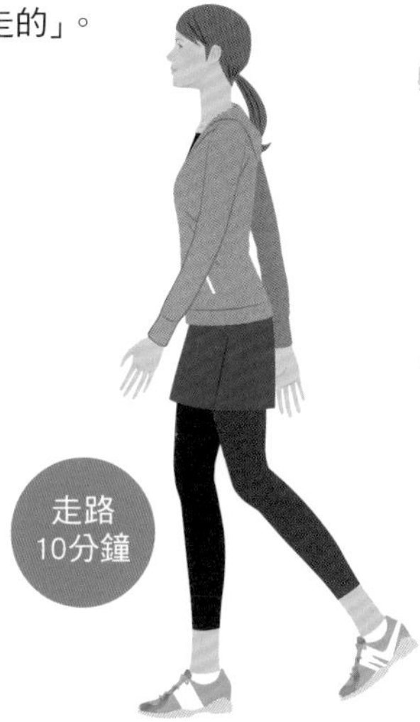
走路
10分鐘

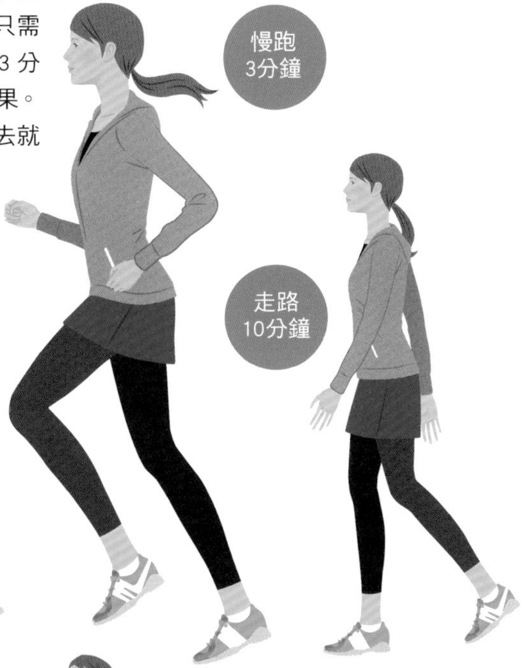
慢跑
3分鐘
走路
10分鐘

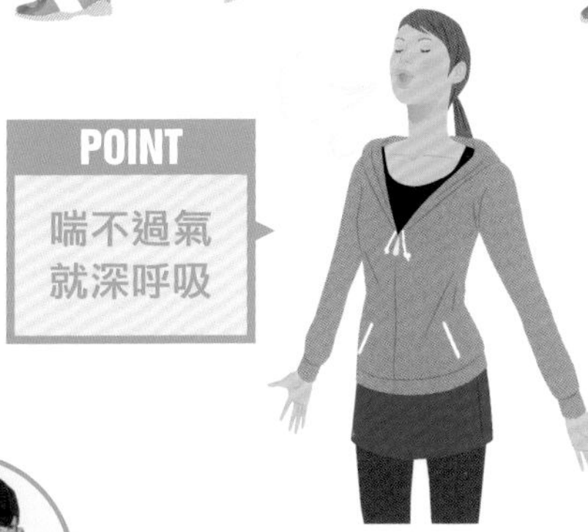
POINT
喘不過氣
就深呼吸

若走跑過程中感覺喘不過氣，就將速度放慢並深呼吸，將氣確實呼出並吸入新鮮空氣來調整呼吸。

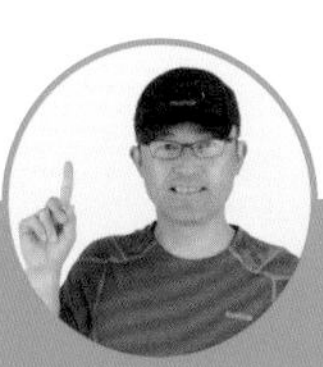

推薦給！

- 以長跑為目標的人
- 想提高身體耐力的人
- 想獲得成就感的人

在走路運動中多加入跑步運動，因為運動量比單單走路要多，可以讓身體疲勞感漸漸轉為獲得心理上的成就感。

在日常生活中也要注意到體幹

只要將注意力放在體幹，就能保持正確的姿勢

如果體幹鬆弛無力，很快就又會恢復成錯誤的姿勢。因此平常也應隨時保持體幹的端正，並把握機會隨時訓練體幹。

一定要把「骨盤稍微前傾」、「保持身體軸心的挺直」等原則隨時牢記在心，讓姿勢從坐沒坐像、站沒站像轉變為英姿挺拔，心理也會獲得無比的愉悅。

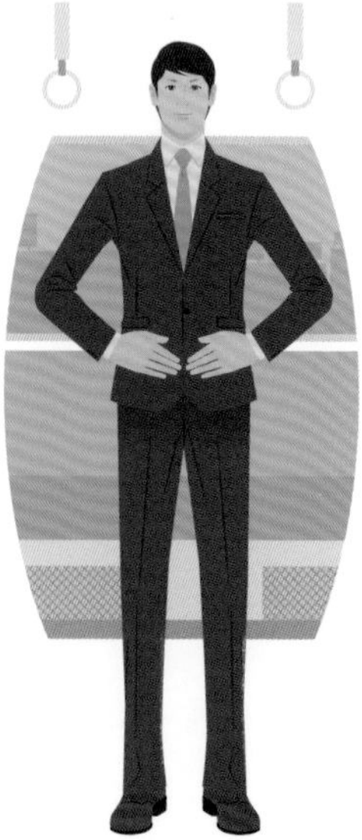

在捷運車廂的站姿

重心放在丹田
不靠扶手或拉環即可站穩

在捷運車廂中，體重平均落於雙腳。感覺重心位於肚臍下方的丹田處，身體保持穩定。臀部及腹部用力，即使列車晃動身體也不易搖動。

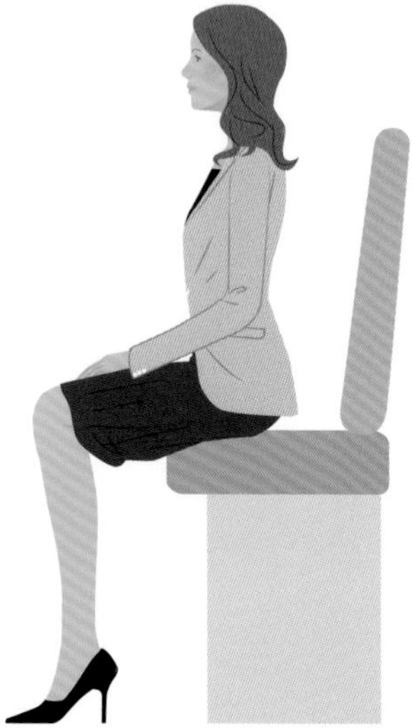

在捷運車廂的坐姿

骨盤保持正位
身體維持挺直的坐姿

坐在座位的時候，以淺坐方式且不將背部靠在椅背。脊椎挺直，感覺頭頸朝正上方拉直，維持身體的姿勢。若背部往後靠著椅背的話，骨盤就會向後傾斜，姿勢就不對了。

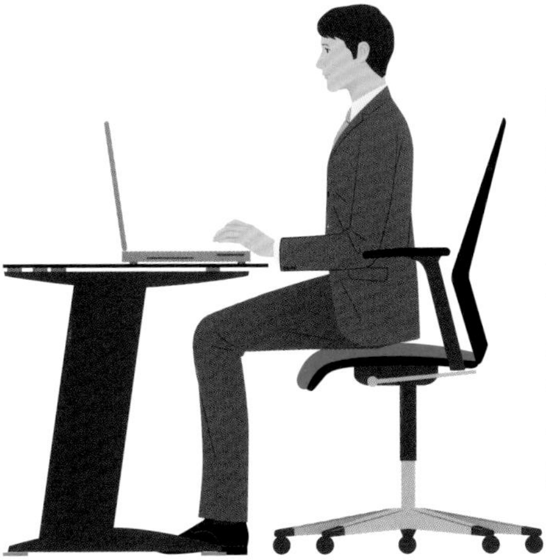

在辦公室

調整椅子高度
讓背部保持輕鬆姿勢

上班族坐在辦公桌時，常見因椅子太低而使得手臂上抬的姿勢，如此會造成聳肩及肩背肌肉緊張，肩胛骨動作也會變得僵硬。因此在使用電腦或辦公時，請適度調整椅子高度，使手肘與桌面同高。

購物時

背負重物時以雙肩平均分擔重量

習慣單肩背物品的人要注意！兩側骨骼或肌肉的不平衡是造成姿勢歪斜的主因。因此背負重物的時候，請儘可能將重量平均分擔於兩肩。

穿著高跟鞋時

時時注意骨盤保持前傾

穿著高跟鞋時需靠大腿前側肌肉保持身體平衡，因此容易造成骨盤後傾的情形。因此請隨時注意如第 37 頁所教的以手扶腰，腹部用力讓骨盤前傾。

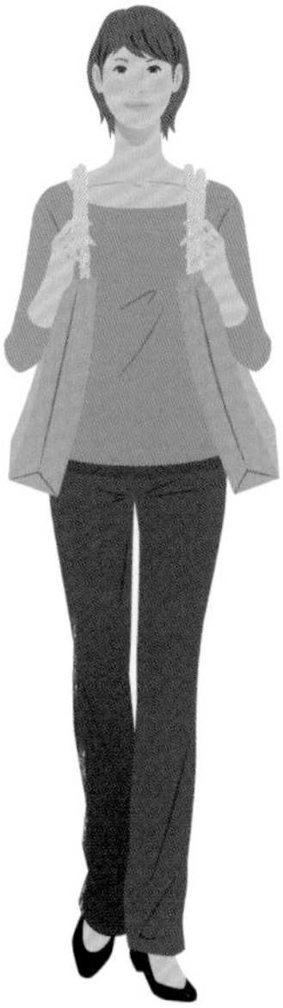

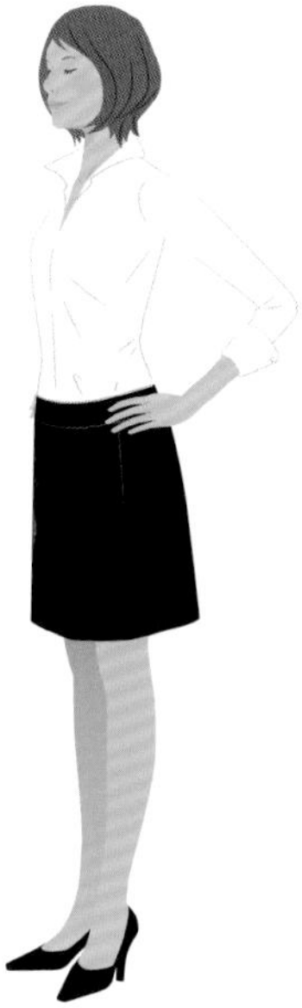

搬運重物時

身體靠近被搬運的物品
以體幹的力量抬起重物

在搬重物時，如果身體與物品的距離太遠，只能靠手臂力量而無法使用到體幹，一不小心可能會閃到腰或造成背部肌肉受傷。身體貼近搬運物，我們就能運用體幹的力量來搬。雙手確實抓牢物品，從蹲姿舉起重物的過程要保持體幹挺直，然後伸直膝蓋站起來。

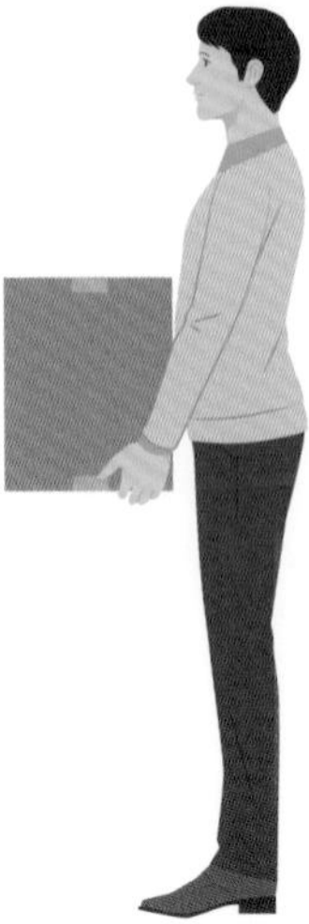

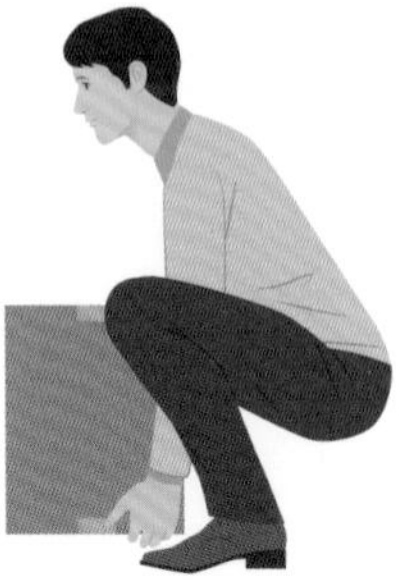

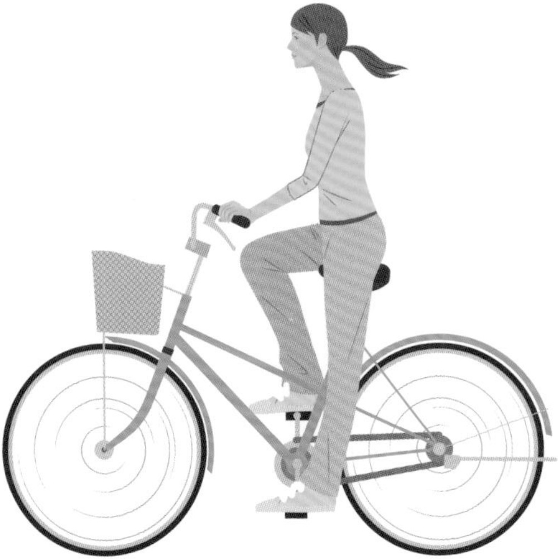

騎自行車時

在腳踏板的正上方向下踩
座椅調到膝蓋可打直的高度

在腳踏板的正上方垂直向下踩，就能夠充分使用到體幹的力量。所以當座位太低的時候，腳踏到最低點時膝蓋仍是彎曲的，這樣就無法確實利用體幹，因此請將座椅調整到膝蓋可伸直的高度。

開車時

調整座位椅背不可過於後傾

常看到有人將椅背調得太向後靠，人如同躺著開車，這樣很容易導致腹肌無力，因此應注意椅背不要過於後傾。體型嬌小的駕駛可以在身體與椅背中間放置靠墊，以確保身體的挺直。

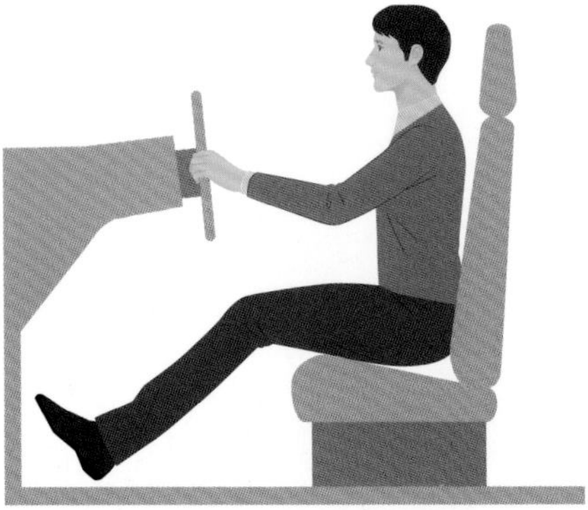

第 5 章

養成
體幹走路習慣
的方法

剛開始運用體幹走路的時候，一定會覺得比以前隨意走路要來得累，甚至可能因此動搖持續下去的決心。

因此接下來要介紹能愉快持續下去的方法，

一起來學習正確知識，養成體幹走路的習慣吧！

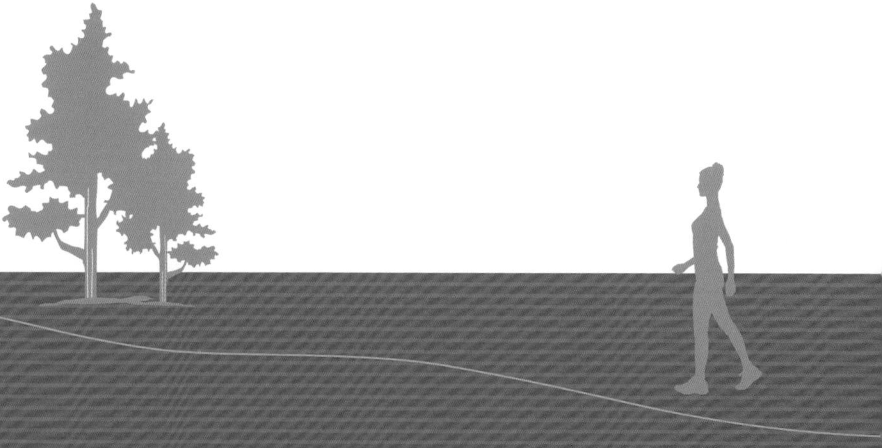

走路革命 讓生活徹底改變

仔細體驗身心的正向轉變

大多數的人很難有恆心毅力持續運動，體幹走路雖然好，但也是需要持續下去才有效，因此接下來是教您如何養成習慣的秘訣。

如果您實在太忙了，無法空出特定時間走路，那麼就請利用日常生活中各種空檔來做，例如在車站以走樓梯代替搭乘電梯、以走路取代騎車等，另外通勤的時間也可以利用來多走一點路，維持身體的活動性。假日則可安排固定時間來走路。

當然，要能持續下去的最大動力，就是身體能實際感受到明顯的正向轉變，不僅是體重的變化，其他諸如「肩膀痠痛緩解了」、「姿勢變好了」、「心態變得積極」等細微的變化，這些正向的啟發會成為明天持續下去的動力。讓身體及心理都經歷一趟「走路革命」吧！

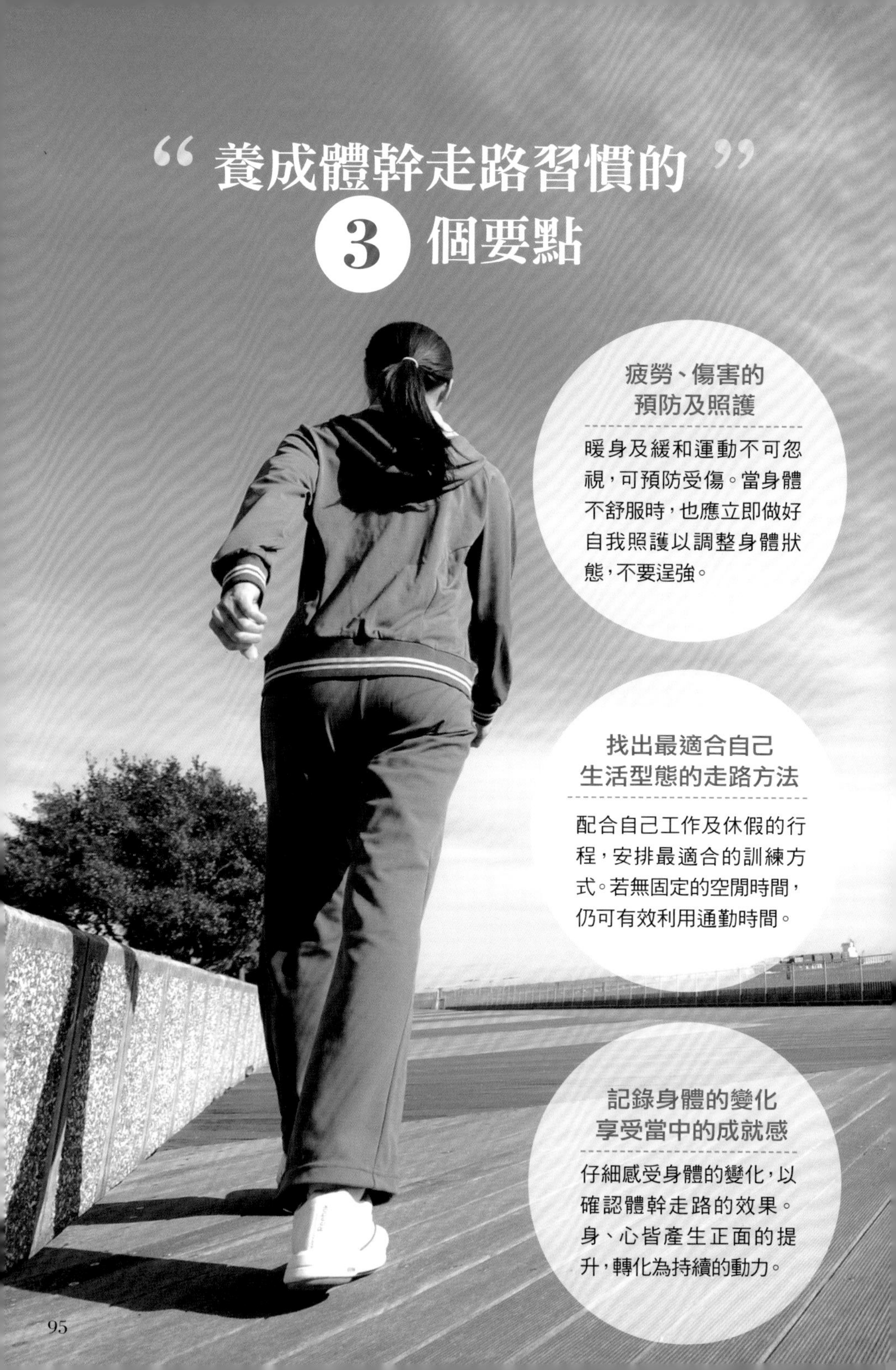

“養成體幹走路習慣的 3 個要點”

疲勞、傷害的預防及照護

暖身及緩和運動不可忽視，可預防受傷。當身體不舒服時，也應立即做好自我照護以調整身體狀態，不要逞強。

找出最適合自己生活型態的走路方法

配合自己工作及休假的行程，安排最適合的訓練方式。若無固定的空閒時間，仍可有效利用通勤時間。

記錄身體的變化享受當中的成就感

仔細感受身體的變化，以確認體幹走路的效果。身、心皆產生正面的提升，轉化為持續的動力。

長時間、長距離走路之前的熱身體操

平常走路並不需要特別的熱身，然而在LSD長距離行走與快步走的時候，就必須在之前做好基本的熱身體操。熱身很重要，多花一點時間絕對值得。熱身的重點在於放鬆膝蓋、腳踝及腰部等容易產生痠痛的部位。預先活動關節、熱身，可預防扭傷及挫傷，亦有助於體幹的動作。建議先完成第 50~61頁的體幹體操之後，再接著做以下動作。

1 腳踝迴旋

單側腳尖著地，腳踝部轉圈迴旋，順、逆時針各轉動10圈後換腳。

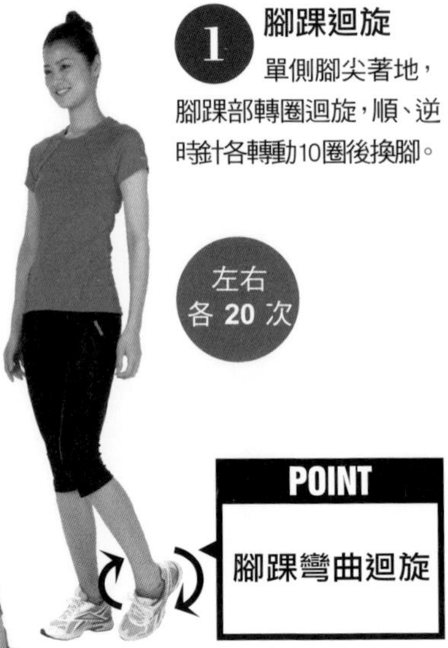

2 膝蓋迴旋

雙腳並攏站好，膝蓋微微彎曲，手掌放於膝蓋上方並將膝蓋轉圈迴旋，左、右各轉動 10 圈。

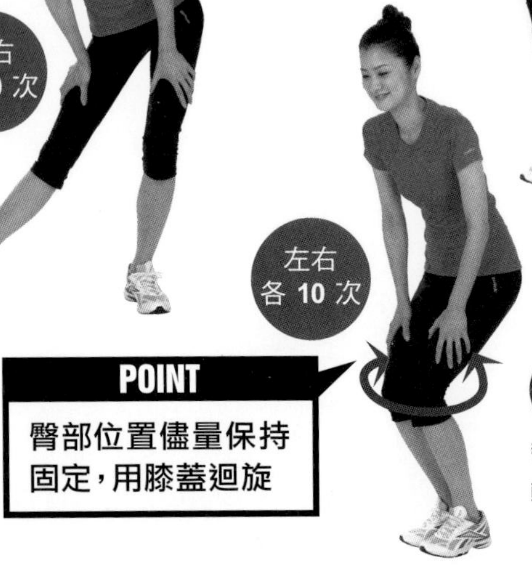
左右
各 10 次
POINT
臀部位置儘量保持
固定，用膝蓋迴旋

3 腿部後側伸展

兩腳張開，手掌按壓大腿以左腳單邊支撐體重，並側身伸展右腳後側，左右腳各做 10 次。

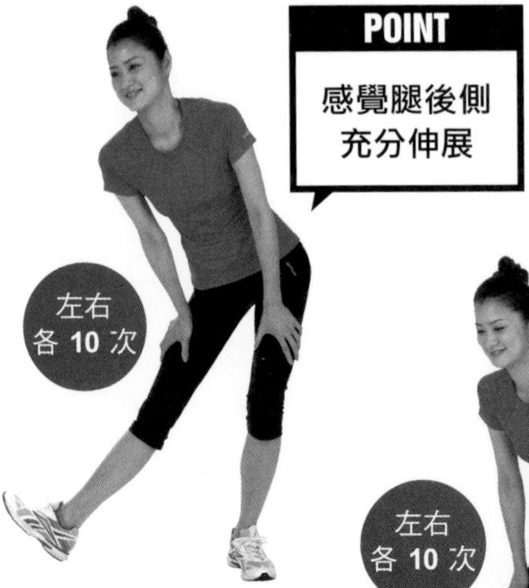
POINT
感覺腿後側
充分伸展
左右
各 10 次

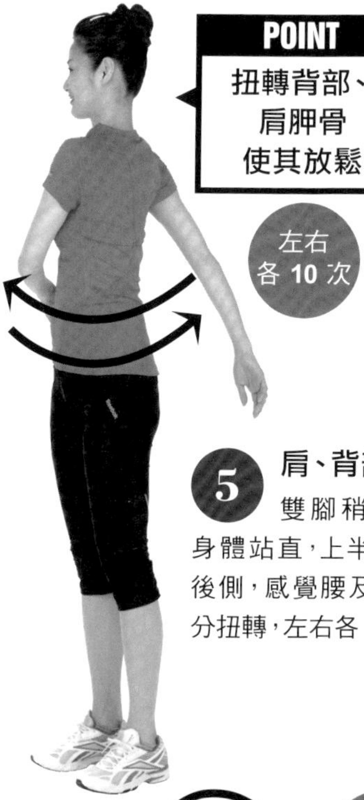

POINT

扭轉背部、肩胛骨使其放鬆

4 腰部迴旋

雙腳稍微張開，雙手扶於腰際，讓腰部大範圍轉圈迴旋，左右各 10 圈。

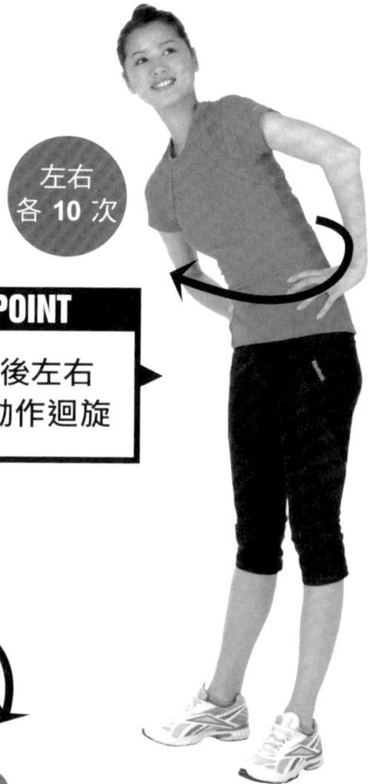

POINT

前後左右大動作迴旋

5 肩、背部舒緩

雙腳稍微張開身體站直，上半身轉向後側，感覺腰及背部充分扭轉，左右各 10 次。

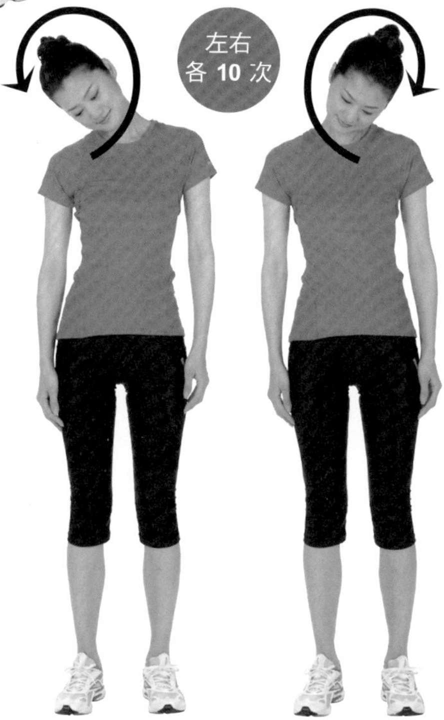

POINT

使頭頸周圍肌肉放鬆

6 頭部迴旋

低頭緩慢向右迴旋，然後再向左迴旋，左右交替各 10 次。千萬不要快速甩頭。

紓解走路後疲勞的緩和運動

長距離走路後的隔天，腿部及腰部肌肉可能會僵硬痠痛。因此在走路之後的緩和運動也很重要，有助於緩解疲勞並預防嚴重的痠痛。在做緩和運動時，要確實伸展肌肉並感覺其緊繃狀態要能得到緩解。特別是走路時主要用到的腳及體幹肌肉，可能因為過度使用而造成輕微發炎反應，更應確實伸展消除肌肉疲勞。

1 伸展小腿肌肉與腳筋(阿基里斯腱)

左腳向前踏出並將重心前移（前腿），伸展右腿後側(後腿)，維持 10 秒後換邊。

POINT
做伸展的後腿不要用力，讓小腿後側與腳筋確實感受拉伸

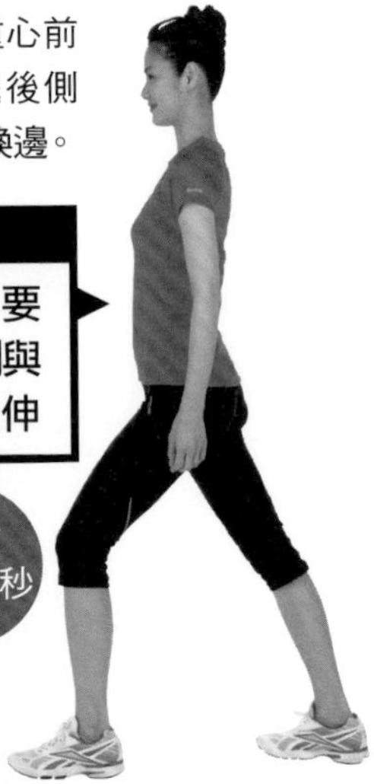

左右各 10 秒

2 伸展腳背

左腳往後伸以腳尖觸地，腳踝伸直以伸展整個腳背，維持 10 秒後換邊。

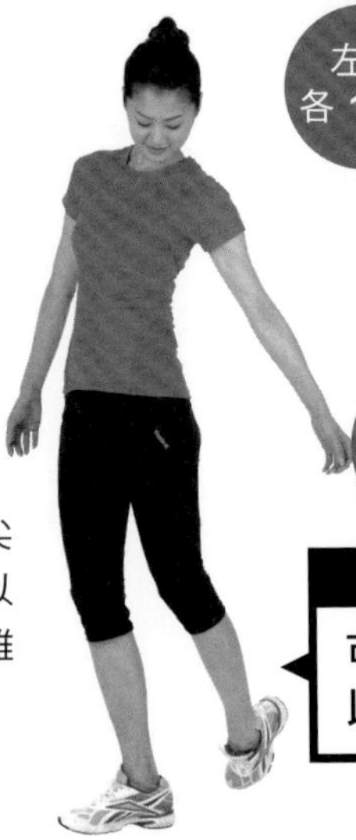

左右各 10 秒

POINT
可改變腳踝角度以伸展整個腳背

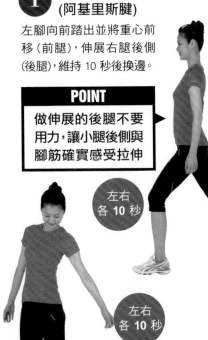

3 伸展腳踝

足部內側往上翻，以外側著地站立並維持 10 秒，充分伸展外側腳踝周圍的韌帶。

POINT
體重平均置於左右兩腳

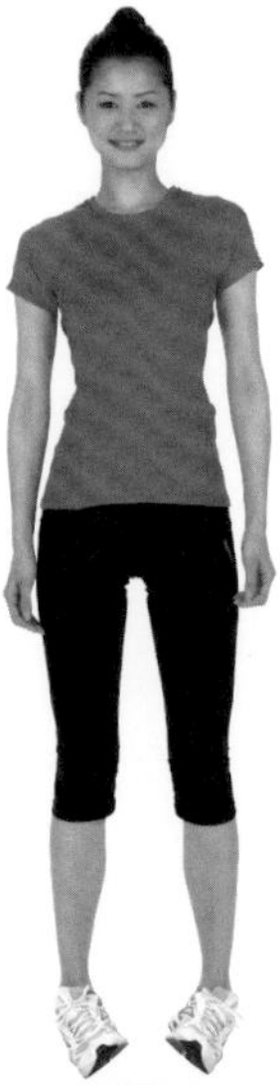

維持 10 秒

4 伸展腳後側

左右各 10 秒

左腳在右腳前面交叉，上半身前彎以雙手按壓左膝蓋，使右腿後側伸直，保持此姿勢 10 秒後，左右腳交換。

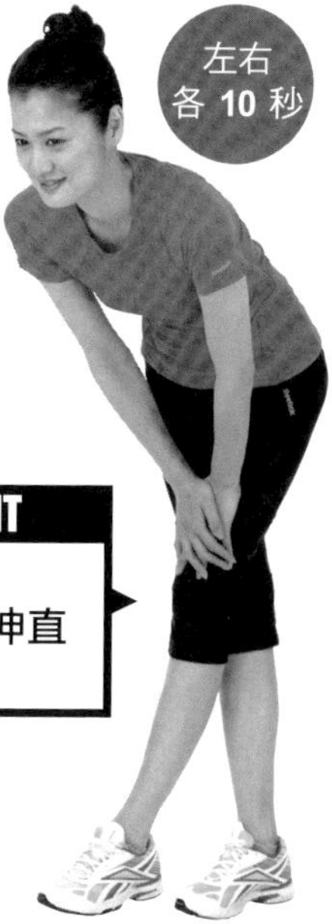
POINT
腿後側伸直

5 髖關節伸展

左右各 10 秒

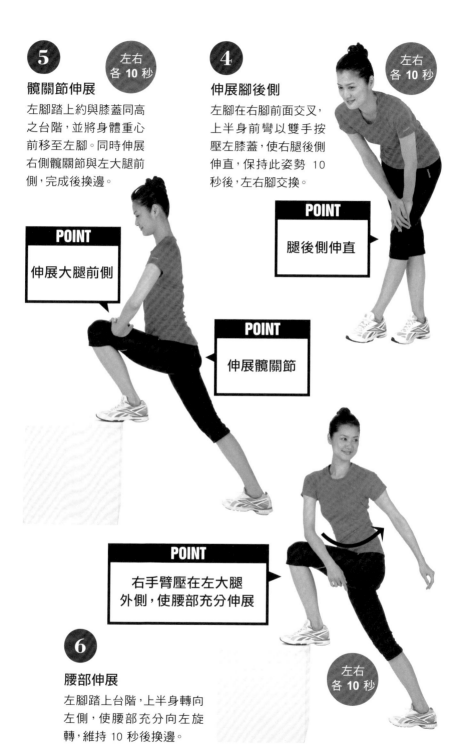

左腳踏上約與膝蓋同高之台階，並將身體重心前移至左腳。同時伸展右側髖關節與左大腿前側，完成後換邊。

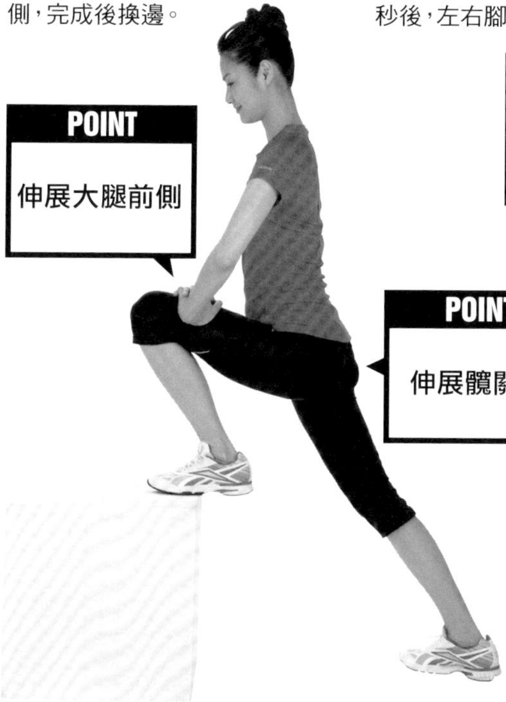
POINT
伸展大腿前側
POINT
伸展髖關節

6 腰部伸展

左右各 10 秒

左腳踏上台階，上半身轉向左側，使腰部充分向左旋轉，維持 10 秒後換邊。

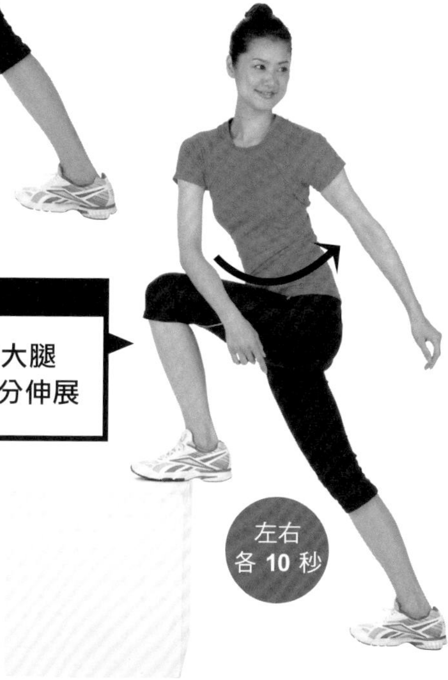
POINT
右手臂壓在左大腿外側，使腰部充分伸展

不舒服、痠痛時的照護與按摩

剛開始練習體幹走路的人，常會發生膝蓋或腰部痠痛的情形，此時應立即停止運動，並進行自我照護。症狀惡化前若能適當處置，有助於恢復並儘早重新開始訓練。若已非初學者卻發生痠痛，很可能是因為走路時未能善用體幹，請重新檢視肩胛骨及骨盤的動作，以及重心是否平穩保持於腳部正上方等基本動作。

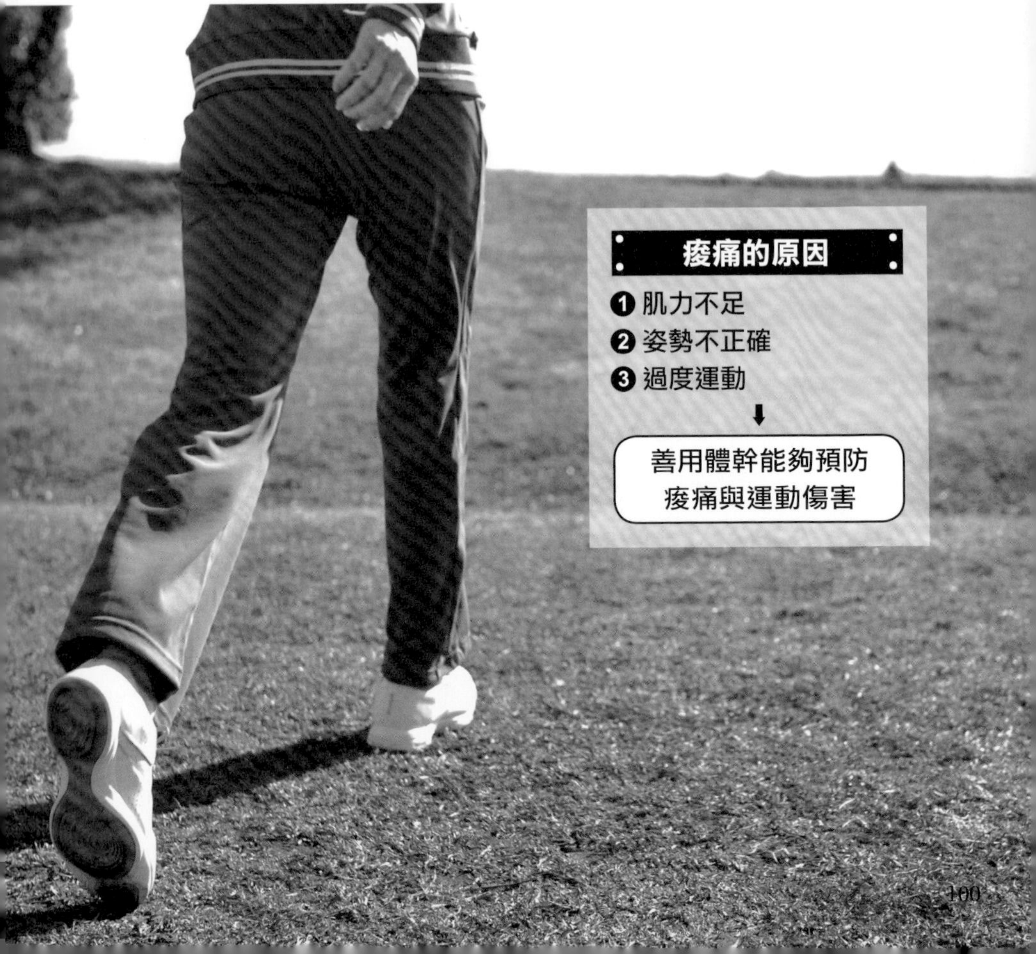
痠痛的原因
❶ 肌力不足
❷ 姿勢不正確
❸ 過度運動
善用體幹能夠預防痠痛與運動傷害

▼走路可能造成的傷害①

膝蓋痠痛

造成膝蓋下方痠痛的主因是肌力不足，只要持續走路使肌力增強，痠痛就會自然消失，無需過於擔心。

如果是靠膝蓋骨外側痠痛，則是因為過度使用大腿前側及外側肌肉，造成肌肉僵硬所致。可藉由按摩大腿下方，緩解肌肉僵硬的情形。

如果是大腿前、外側肌肉僵硬，代表走路時未均衡使用體幹肌肉。此時切勿勉強繼續，請重新檢視前面講過的體幹走路法標準姿勢，以免把錯誤姿勢變成了習慣。

預防方法

1. 採用正確的體幹走路法
2. 避免腳內八、外八等著地方式
3. 努力練習以強化肌力

處置方法

施以按摩，消除大腿的痠痛

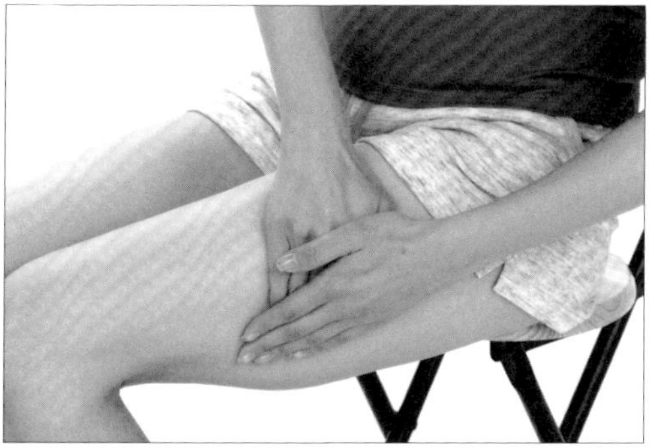

1 揉壓大腿外側肌肉

左右手交疊於大腿外側。順著大腿前側肌肉方向，以指腹施以適當力量揉壓外側肌肉。

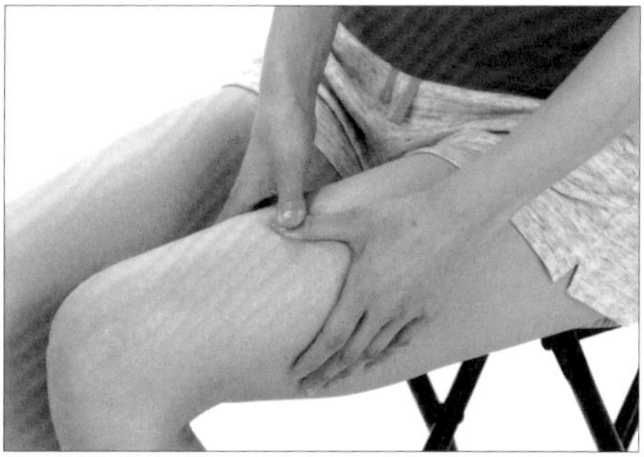

2 指壓按摩大腿前側肌肉

左右拇指重疊於大腿前側肌肉並用力按壓，仔細按摩特別僵硬的位置。

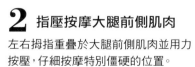

▼走路可能造成的傷害②

小腿痠痛

走路時如果沒有充分使用體幹而只依賴雙腳踏步前進，就很容易造成小腿痠痛。運動量超過肌肉負荷也可能造成小腿痠痛。此時應立即休息使患部痠痛消除。

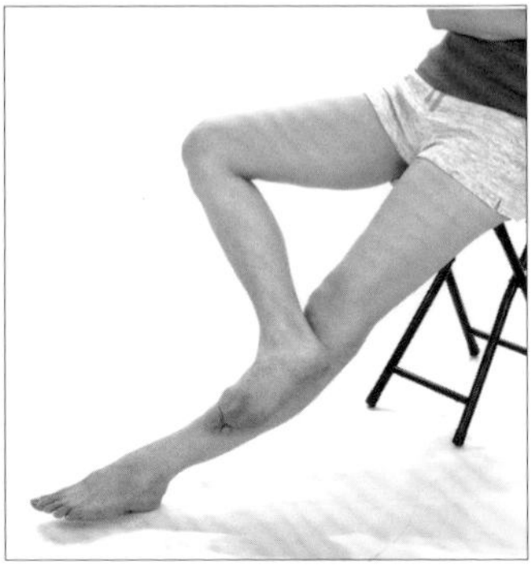

預防方法

1 骨盤前傾以利用體幹肌肉

2 努力練習使肌力強化

3 注意不要走過量

處置方法

刺激「足三里」穴道

用另一腳的後腳跟用力按摩痠痛的一腳

坐在椅子上伸直痠痛的腿部，另一隻腳彎曲將足部置於膝蓋下方的「足三里」穴位，並出力按壓。

▼走路可能造成的傷害③

腰部痠痛

造成腰部痠痛的主因是走路姿勢不正確，駝背或反折腰會增加腰部的負擔，而引起痠痛、僵硬及疲累等症狀。日常生活中應該要注意運用體幹的力量，隨時保持正確的姿勢。

預防方法

1 改善駝背、腰部反折等不良姿勢

2 肩胛骨充分活動，以正確姿勢行走

3 腰部確實做好暖身與緩和運動

處置方法｜伸展並消除腰部的緊繃

1 伸展腰部消除肌肉僵硬

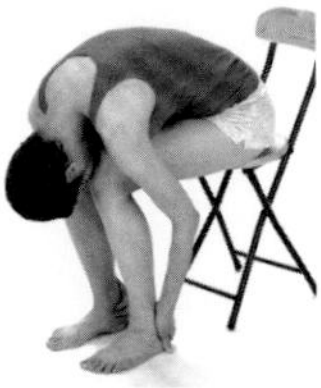

坐在椅子上，雙手握住後腳跟，上半身向前傾伸展腰部肌肉。伸展時腰部肌肉要放鬆。

2 扭轉腰部消除肌肉緊繃

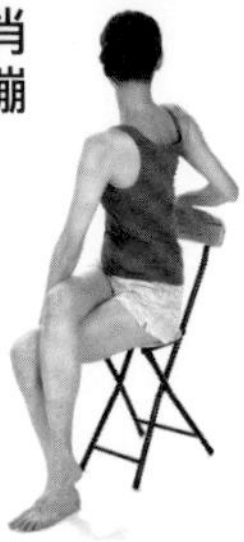

大腿交疊，身體朝大腿在上方的一側扭轉，伸展腰部肌肉，確實扭轉使得腰部及整個背部肌肉皆獲得伸展。

▼走路可能造成的傷害④

腳掌疼痛

當長時間走路或地面太硬時，腳掌過度承受著地的衝擊，使得足弓部無法維持弧度以緩衝力量，便容易發生腳掌疼痛。可能腳底筋產生發炎的現象，甚至連肌腱也會出現疼痛症狀。

發生疼痛時，首先應放鬆足弓部周圍的肌肉，停止走路運動直到發炎症狀緩解。常常疼痛的人，應該更換適合的鞋子或鞋墊，以緩和對腳掌的衝擊。

預防方法

1 感到不舒服時不要勉強

2 選擇合適的鞋底以緩和腳掌的衝擊

3 儘可能避免在硬質路面行走

處置方法｜按摩緩解整隻腳的疲累

1 按摩足弓部周圍

以足弓部為中心，大姆指用力按摩僵硬的肌肉。亦可藉由腳底按摩器來按摩腳底。

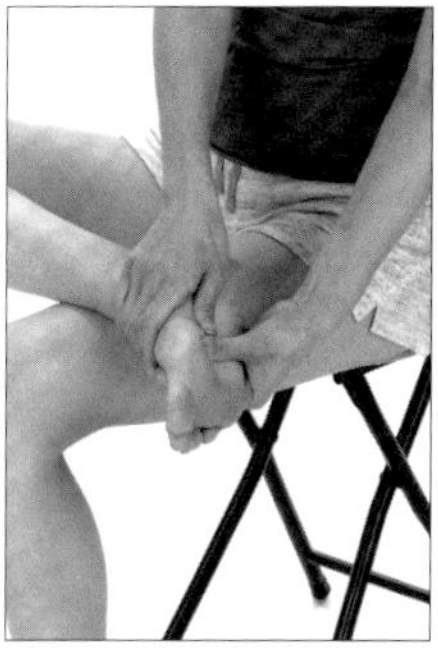

2 按摩後腳跟周圍

按摩後腳跟至腳踝周圍，單手握住後腳跟以指腹用力按摩，內、外側皆充分揉壓。

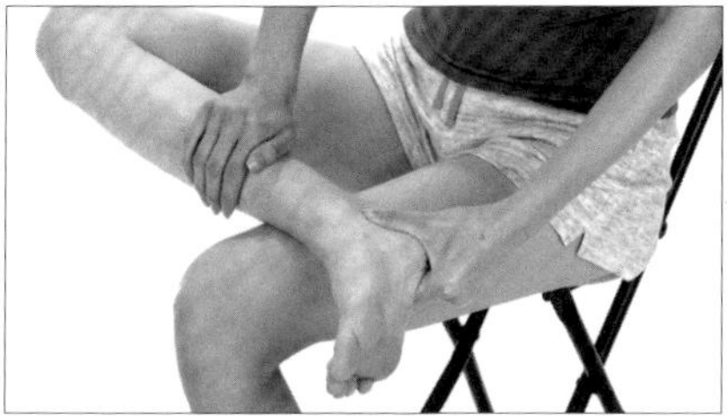

3 彎曲及反折腳趾

雙手握住趾根，使腳趾向腳底側彎曲或向腳背側反折，以獲得伸展與舒緩。長距離行走後特別容易造成腳趾肌肉緊繃，需要徹底舒緩。

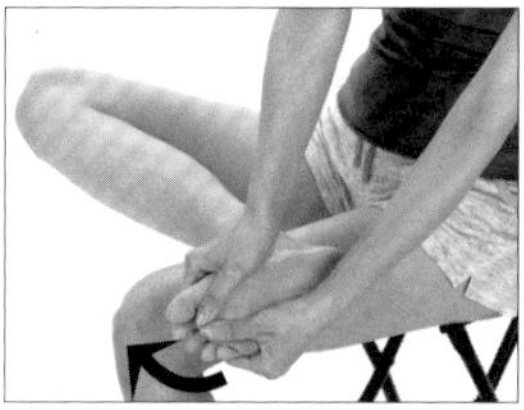

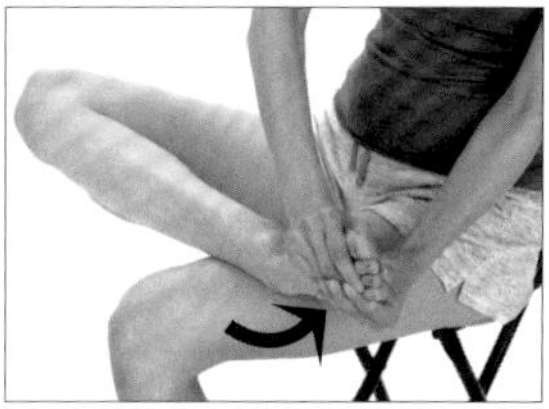

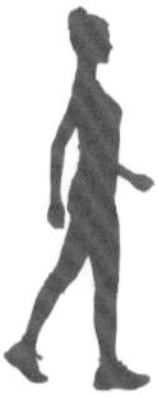

讓無法持續運動的人提升動機的方法

即使走路是最容易上手的運動，許多人卻還是只有三分鐘熱度而無法持續下去。「缺乏新鮮感」、「基於某些原因就中斷了」是無法持續的兩個最常見的原因。接下來要介紹幾個克服以上原因的方法，只要在日常走路時持續運用，即可獲得成效。請務必選擇適合自己的方法試試看！

作戰 1 不時改變走的路線

如果總是在固定的路線行走當然容易覺得缺乏新鮮感，可以試著將範圍擴展到距離稍遠、公園或河邊等充滿綠意的場所，氣氛也會有所轉變。

即使是在住家附近，也可多嘗試不同的路線，倍增樂趣。喜歡歷史的人則可多往古蹟、寺廟、老街走走，也會是增加樂趣的好方法。

作戰 2 訂定走路的目標

設定進階的目標可以帶來新的刺激及持續的動力。例如從走路開始，設定目標在三個月後要能跑十公里馬拉松。那麼從 5 Km、10 Km 等

增加距離，是較適當且可能達成的目標。

作戰 3 記錄走路的成果

使用計步器記錄每日步數亦可提高持續動力。訂定每天的目標、記錄每月步數總計……等，記錄步行的成果就如同記錄每天努力所累積的收穫，心情也會因為成就感而愉悅。

作戰 4 與夥伴一同運動增加樂趣

無論是親人或朋友，呼朋引伴一起運動，讓走路的世界更加寬廣。協會團體也會舉辦各種健行活動，可踴躍參與。

參加一些社團舉辦的登山健行活動，除了可以結識同好外，更可到空氣清新的大自然踏青，增進與同伴間的交流。

作戰 5 該休息的時候就休息切勿勉強

有的人覺得一天都不能休息，為了練走路而中斷其他的活動。其實在身心狀態不佳的時候就應該休息，這也是持續的秘訣。如果當厭倦千篇一律的走路時，也可轉換成騎腳踏車或打網球等其他運動，不需要存著「每日非走不可」的壓力。

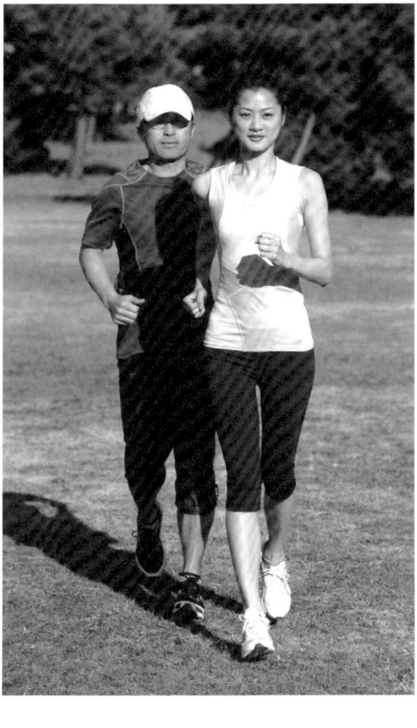

體幹走路的疑問

這個時候該怎麼辦呢？

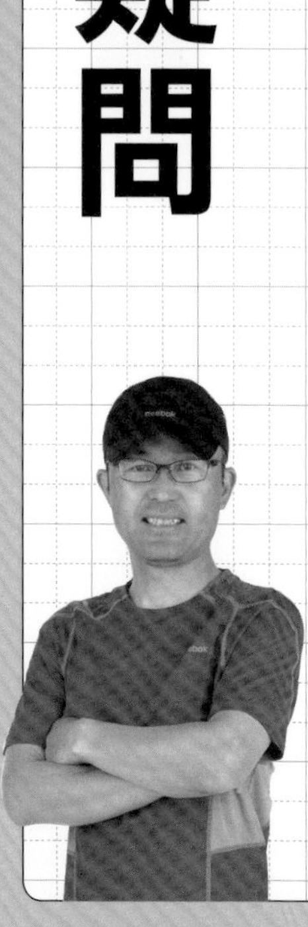

Q 我雖然每天走路，但體重卻絲毫沒有減輕，在食物的選擇方面是否需要注意些什麼？

A 比起食物的選擇，更應該注意的是食物攝取的方式！

煩惱體重無法減輕的人，吃東西的習慣可能是主因。請仔細檢視一天當中所吃的食物，如果只是減少正餐的量，每餐之間卻陸續吃了許多零食，即使天天走路也無法減輕體重。

有人可能會想「是不是吃少一點比較好」，事實上這是個錯誤的觀念。想要藉走路提升身體的代謝，就應該均衡攝取醣類、蛋白質、維他命及礦物質等各類營養。在食物的選擇上，應注意避免油炸品與甜食等無用的卡路里。

再者，若空腹狀態運動，容易因為運動後饑餓而吃下過多的食物，因此可在走路之前先攝取少量食物再開始。

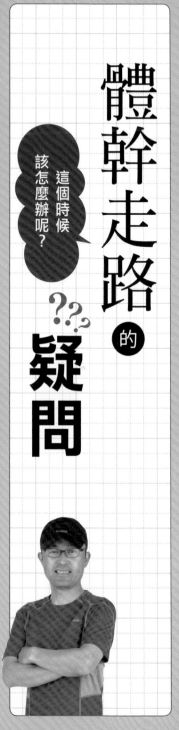

Q 在健身房使用跑步機走路與在戶外走路，其效果是否有差別？使用跑步機時需要注意的地方有哪些？

A 要設定適合自己能力的速度。

在戶外或以跑步機走路，其效果並無差異，只是戶外環境會有斜坡或階梯，變化較豐富而適合進行各種訓練。以變化性來說，戶外走路是較佳的選擇。

使用跑步機時，最需要注意的是速度的設定。應該避免太快或太慢，設定適合自己能力的速度。此外要特別注意高速時可能產生危險，例如追不上速度而跌倒。

Q 若是一整年都想走路，在氣候上應注意些什麼？

A 減輕因季節冷熱所帶來的身體負擔

在酷熱或嚴寒的天氣，應調整安排。炎熱的夏天避開正午，而選擇清晨或夜晚。相反的在寒冷的冬天，則建議在有溫暖日照的白天。

無論是在酷夏或隆冬時走路，都會對身體帶來比平常大的負擔，走路的時間可以設定在平常的七至八成即可，切勿逞強。雨天只要舒適度尚可，仍然能夠執行，但是要注意身體淋濕可能導致失溫，因此穿著應有防水功能以避免淋濕。

Q 夏天走路時，應該如何補充水分以避免脫水症狀？

A 喝運動飲料會比喝水更好

特別在已經走了 30 分鐘以上時，應隨時注意補充水分。可以隨身攜帶水壺，也可以到販賣機或便利商店購買飲料，以補充水分與解渴。流汗時，礦物質、鹽分也隨之流失，因此建議可補充含有這些營養素的運動飲料。

Q 聽說沒有每天走路就無法達到效果，一周只走兩次是否太少了？

A 如果平時就能有效利用機會活動筋骨，一周兩次也沒問題！

也許你忙到沒法空出時間練走路，但也絕不可能完全沒有機會活動身體。只要在平常走路時，找機會快步走或者延長走路的距離，便可提升運動的效果，如此一來即使每周只能走兩次也沒問題！

Q 穿著塑身衣走路，能加強瘦身的效果嗎？

A 只會增加流汗量而不會幫助脂肪燃燒

這麼做確實會使體重下降，不過只是因為流汗使水分大量流失，並不會幫助脂肪燃燒，更不用期待額外的效果。況且在夏天大量流汗可能會造成脫水，為了身體健康並不建議穿著塑身衣走路。

Q 跑步選手應該如何利用走路訓練？

A 正規的跑步訓練開始前，走路是最適合的基礎訓練

舉例而言，因受傷而長時間未跑步、或者休養後準備重新開始訓練時，都可藉由走路來恢復。跑步時若發生嚴重肌肉痠痛，也可轉換成走路讓痠痛慢慢消除。

對跑者而言，可將走路視為負荷比跑步低的有氧運動，加以活用並安排在自己的訓練課表中。

Q 常看到有人在手、腳上綁重物行走，是否建議這麼做？

A 恐怕會破壞體幹的平衡

在四肢增加重量，將使得重心由體幹分散到四肢，反而可能破壞體幹肌肉的平衡。若真想增加負荷，應該使用背包等背負的方式，以靠近體幹的位置來負重。

Q 膝蓋痠痛導致走路的不適，是否應該選擇營養補充品？

A 多方嘗試並選擇適合自己的營養補充品

膝蓋疼痛通常使用軟骨素類的補充品。營養補充品能夠補充容易流失的營養素，只是對於效果的感受可能因人而異。建議詳細研究、試用之後再選擇最適合自己的種類。

讓平常普通的走路也轉變成一項運動

本書的基本概念是來自於暢銷的「體幹跑步法」一書，從而衍申出針對走路的訓練方法，使用體幹走路法來達到運動的效果。

更積極、更有效率的走路方式是本書極力推薦給讀者之處。

走路可說是國人最常接觸的運動，之所以會如此普及，不只因為能夠幫助達到身體健康或減肥的目的，更因為走路是日常生活中任何人都會使用的移動方法。

只要能夠有效使用體幹，在平日稍加注意並利用從本書所學到的技巧，那麼生活中再平凡不過的走路，也可以成為一項理想的運動。

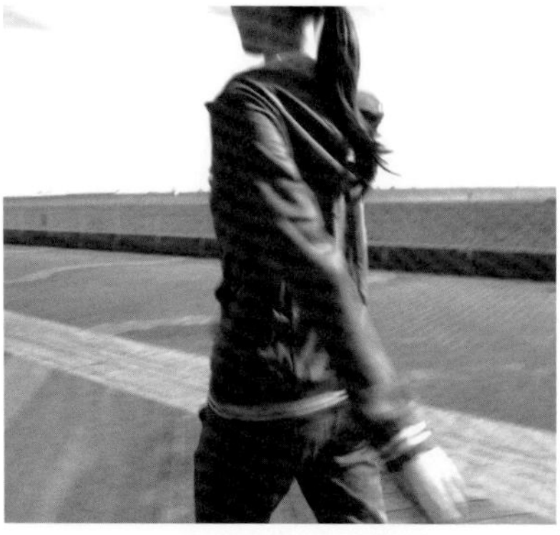

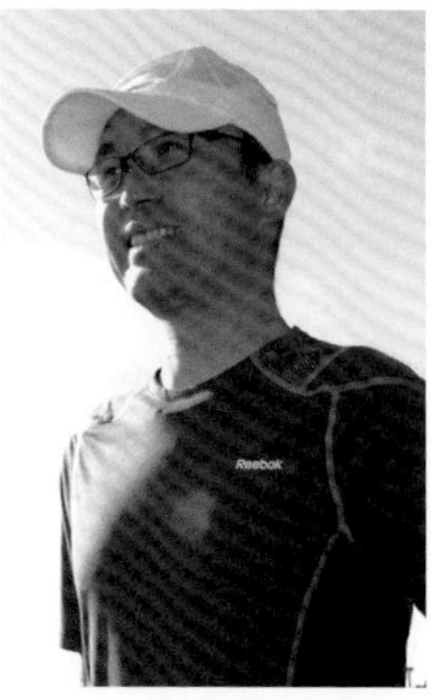

我在編寫本書時，曾實際到街頭觀察超過一千位民眾的走路方式，結果顯示 97% 以上的人都沒有正確使用體幹行走。

其中，中高年齡上班族的駝背情況多得令人驚訝。此外也有不少人，顯然努力試著維持良好的走路姿勢，卻缺少使用體幹的認知，著實令人感到惋惜。

無論是完全沒有注意到自己走路方式的人，或是想要正確走路，卻尚未感受過體幹走路法效果的人，請務必閱讀本書並將內容實踐於日常生活。

若能理解並活用其中道理，必能為身心帶來相當大的正向轉變！

2010年3月　　**金哲彥**

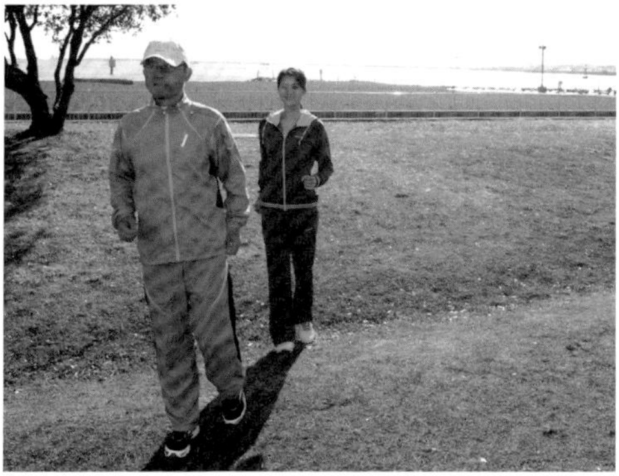
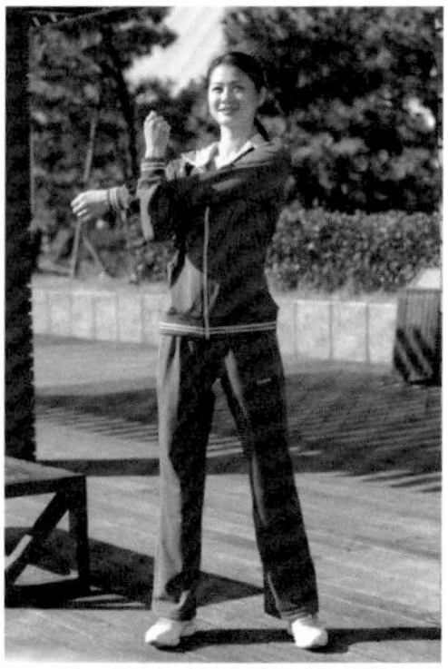

國家圖書館出版品預行編目資料

WALKING！一生都受用的體幹走路法：
紓解肩膀僵硬、改善腰痠背痛、提高基礎代謝、預防骨質疏鬆、減緩早衰老化、打造不易胖體質 / 金 哲彥 作,
韓立祥 譯. -- 臺北市：旗標, 2012.07　面；　公分

ISBN 978-986-312-049-0(平裝)

1.運動健康　2.健行　3.姿勢

411.712　　101011079

作　　者／金 哲彥
翻譯著作人／旗標出版股份有限公司
發 行 人／施威銘
發 行 所／旗標出版股份有限公司
台北市杭州南路一段15-1號19樓
電　　話／(02)2396-3257(代表號)
傳　　真／(02)2321-2545
劃撥帳號／1332727-9
帳　　戶／旗標出版股份有限公司
總 監 製／施威銘
行銷企劃／陳威吉
監　　督／楊中雄
執行企劃／孫立德
執行編輯／孫立德
美術編輯／薛詩盈
封面設計／古鴻杰
校　　對／孫立德
校對次數／7 次

新台幣售價：280 元
西元 2012 年 07 月 出版
行政院新聞局核准登記-局版台業字第 4512 號
ISBN 978-986-312-049-0